W0382609

KNAUR
MENSSANA

DR. PETER ANSARI
MAHINDA ANSARI

GENUG GESCHLUCKT!

Psychopharmaka
erfolgreich und
dauerhaft absetzen

Mit Illustrationen
von Anna Ansari

KNAUR
MENSSANA

Die in diesem Buch vorgestellten Anwendungen wurden von den Autoren und vom Verlag sorgfältig geprüft und haben sich in der Praxis bewährt. Da jeder Mensch für sich besonders ist, können wir allerdings Ergebnisse nicht garantieren. Der Verlag und die Autoren schließen jegliche Haftung für Gesundheits- und Personenschäden aus.

Besuchen Sie uns im Internet:
www.knaur.de

Aus Verantwortung für die Umwelt hat sich die Verlagsgruppe Droemer Knaur zu einer nachhaltigen Buchproduktion verpflichtet. Der bewusste Umgang mit unseren Ressourcen, der Schutz unseres Klimas und der Natur gehören zu unseren obersten Unternehmenszielen. Gemeinsam mit unseren Partnern und Lieferanten setzen wir uns für eine klimaneutrale Buchproduktion ein, die den Erwerb von Klimazertifikaten zur Kompensation des CO_2-Ausstoßes einschließt. Weitere Informationen finden Sie unter: www.klimaneutralerverlag.de

MIX
Papier aus verantwortungsvollen Quellen
FSC® C083411
FSC www.fsc.org

Originalausgabe April 2022

Ein Imprint der Verlagsgruppe
Droemer Knaur GmbH & Co. KG, München

Redaktion: Ralf Lay
Covergestaltung: total italic, Thierry Wijnberg
Coverabbildung: ballyscanlon / Getty Images
Satz: Adobe InDesign im Verlag
Druck und Bindung: CPI books GmbH, Leck
ISBN 978-3-426-65899-4

2 4 5 3 1

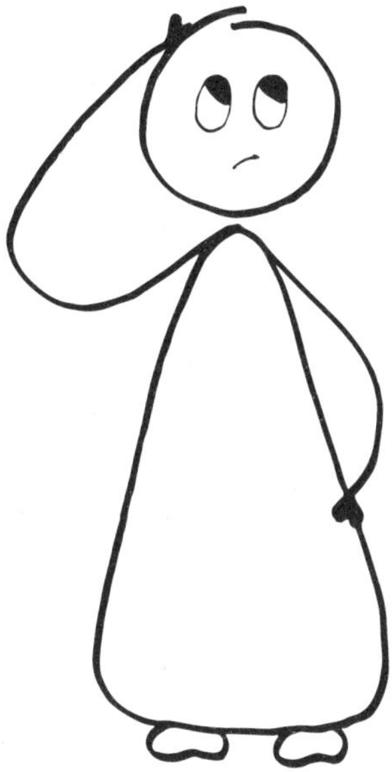

*Für alle Menschen,
die sich beim Absetzen
ihrer Medikamente
allein gelassen fühlen.*

Inhalt

3

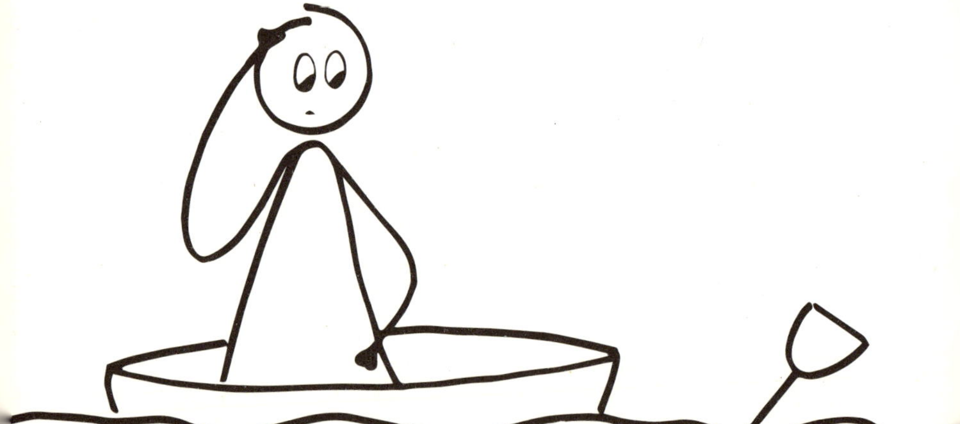

Zum Anfang

Die psychiatrische Wissenschaft steckt noch in der Unwissenheit des tiefsten Mittelalters fest. Damals glaubte man, ein Ungleichgewicht der Körpersäfte sei für seelische Erkrankungen verantwortlich. Heute soll ein Ungleichgewicht der Botenstoffe diese Erkrankungen verursachen. Beide Theorien sind veraltet und widerlegt. Und dennoch werden Millionen von psychiatrischen Patienten dauerhaft mit Medikamenten behandelt, die ein imaginäres Ungleichgewicht im Gehirn beseitigen sollen. Es wird behauptet, diese Medikamente verursachen keine Abhängigkeit und seien leicht abzusetzen. Das widerspricht jedoch den Erfahrungen unzähliger leidender Menschen, die von ihren Psychopharmaka abhängig geworden sind und sie nicht mehr loswerden. Sie alle fühlen sich allein gelassen in einer Welt, in der ihr Leid hartnäckig geleugnet wird.

Dieses Buch beschäftigt sich mit Methoden zum Absetzen von Psychopharmaka. Dies entspricht dem Bedürfnis der Patienten, aber nicht dem medizinischen Alltag. Das Thema ist bisher weder in den Arztpraxen noch in den Kliniken dieses Landes angekommen. Die Bezeichnung »Entzug« darf nur in Zusammenhang mit Tranquilizern und Schlafmitteln verwendet werden. Entzug von Neuroleptika, Lithium, ADHS-Medikamenten und Antidepressiva existiert in den Handbüchern der Medizin schlichtweg nicht.

Bereits beim Verfassen unseres Buches *Unglück auf Rezept,* in dem wir über die Gefahren von Antidepressiva aufklären, war uns klar, dass wir den Menschen irgendwann auch einen Weg aufzeigen müssen, wie sie von den Medikamenten wieder loskommen.

Seit dem Erscheinen der ersten Auflage im Jahr 2016 sind

wir ausschließlich mit der Begleitung von Patienten im Psychopharmaka-Entzug beschäftigt. Diese Erfahrungen geben wir im Folgenden weiter. Im Kapitel 6 finden Sie Antworten auf die häufigsten Fragen, die uns hierzu immer wieder gestellt werden.

Wir sind keine Gegner von Psychopharmaka. Eine kurzfristige Verschreibung kann durchaus sinnvoll sein, wir warnen aber vor einer Dauermedikation. Denn jede Verschreibung benötigt eine Befristung und ein therapeutisches Ziel, das erreicht werden soll.

Dieses Buch ist auch keine Aufforderung, alle Medikamente sofort abzusetzen. Das Gegenteil ist der Fall. Es ist eine Warnung davor, dies unüberlegt und schnell zu tun. Das Absetzen von Psychopharmaka kann schwerste Krisen auslösen. Wir beschreiben, wie man diese am besten umgeht. Ein sehr langsames, schrittweises Reduzieren ist dabei der sicherste Weg, insbesondere wenn man die Medikamente über Jahre eingenommen hat. Die Betroffenen sollten sich dafür Unterstützung suchen – auch darüber schreiben wir in diesem Buch.

Die Medikamente abzusetzen bedeutet nicht gleich, die ganze Krankheit losgeworden zu sein. Deswegen zeigen wir im Kapitel 2 einen möglichen Umgang mit den verschiedenen Krankheitsbildern auf und erklären, was wirklich hinter einer psychischen Krankheit steckt. Es geht dabei nicht darum, diese Krankheiten zu definieren. Das ist mit unserem heutigen Wissen, unserer Meinung nach, auch gar nicht möglich.

Wir wollen seelisches Leid nicht verharmlosen. Aus eigener schmerzhafter Erfahrung wissen wir, wie schwer es auszuhalten ist und wie stark es das Leben verändern kann. Unser Anliegen ist vielmehr, psychischen Krankheiten den Schrecken zu nehmen. Dazu ist es notwendig, sie aus der

Ecke der Unheilbarkeit herauszuholen. Das Wissen darüber, wie man die Medikamente absetzt, ist der Schlüssel dazu.

Der Weg zur Medikamentenfreiheit ist einzigartig und höchst persönlich. Deswegen haben wir diesmal auf Fallbeispiele verzichtet. Sie wären nur bedingt hilfreich. Wir müssen unseren eigenen Weg raus aus der Medikamentenfalle finden.

Möge dieses Buch Sie dabei unterstützen.

Herzlichst
Dr. Peter und Mahinda Ansari

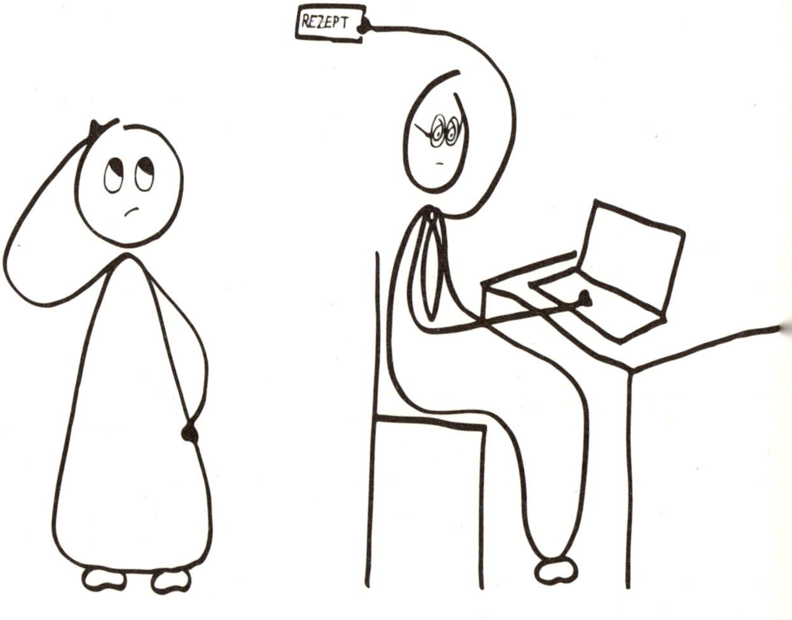
REZEPT

1 Bittere Pillen

Pillenmedizin auf dem Prüfstand

In Europa und in den Vereinigten Staaten sind Medikamente die dritthäufigste Todesursache nach Herzerkrankungen und Krebs.[1] Die Menschen sterben an Unverträglichkeiten, an Über- oder Unterdosierungen oder an Wechselwirkungen. Verschreibungspflichtige Medikamente töten in Deutschland jährlich 58 000 Menschen.[2] Das sind zwanzigmal so viele, wie im Straßenverkehr sterben.[3] Die Dunkelziffer ist bedeutend höher, denn die Ursache der meisten Todesfälle bleibt für den Arzt, die Öffentlichkeit und die Behörden verborgen. Nicht weniger bitter sind die 500 000 Notaufnahmen durch Medikationsfehler, die sich nach Schätzungen des Bundesinstituts für Arzneimittel und Medizinprodukte jährlich in Deutschland ereignen.[4] Mindestens eine Million Klinikaufenthalte sind die Folge unerwünschter Nebenwirkungen.

Industriell gefertigte Tabletten als Massenprodukt gibt es erst seit knapp 140 Jahren, heute dominieren sie die Gesundheitskultur. Wer krank ist, muss Pillen schlucken. 749 Millionen Arzneimittelpackungen bekamen die gesetzlich Versicherten in Deutschland im Jahr 2020 verordnet.[5] Für jeden Versicherten täglich etwa 1,5 Tabletten. Dazu wurden im selben Jahr noch 701 Millionen Packungen rezeptfreier Arzneimittel verkauft.

Wir werden so überschwemmt von Pillen, dass ihre Rückstände unser Trinkwasser verseuchen. Wenn Wissenschaftler das Trinkwasser westlicher Länder untersuchen, finden sie dort stets Rückstände von Medikamenten, vor allem von Antibiotika und Antidepressiva. Die Kläranlagen können diese gar nicht oder nur unvollständig herausfiltern.

Für die Pillenflut sind verschiedene Faktoren verantwortlich. Ärzte wissen, wie sie Medikamente verschreiben, aber nicht, wie diese wieder abgesetzt werden. Das wird besonders bei älteren Menschen deutlich. Je länger ein Mensch lebt, desto mehr Medikamente bekommt er verordnet. Bei über 70-Jährigen sind Dauertherapien mit acht bis zehn Medikamenten pro Tag normal. Dadurch kommt es zu Einschränkungen der Nierenfunktion. Heute sind bereits zwei Drittel der Bewohner von Pflegeheimen nierenkrank.[6]

Die Pillen werden nicht abgesetzt, und mit der Verschiebung von Grenzwerten werden immer neue Patienten geschaffen. Dieses Spiel wird seit einigen Jahrzehnten in vielen Bereichen der Medizin praktiziert. Im Jahr 2018 wurden in den USA die Grenzwerte für Bluthochdruck gesenkt. Dadurch wurden über Nacht 35 Millionen gesunde Bürger zu behandlungsbedürftigen Bluthochdruck-Patienten.[7]

Das Gleiche passierte mit den Cholesterinwerten, dem behandlungsbedürftigen Übergewicht und den Blutzuckerwerten. So wurde der Blutzucker-Grenzwert, der zwischen gesund und krank unterscheidet, um 10 Prozent abgesenkt, wodurch viele Millionen Menschen zu »Zuckerkranken« wurden. Anscheinend reichte diese Erhöhung des Patientenstammes nicht aus, denn kurz darauf erfanden Diabetologen eine neue Diagnose namens »Prädiabetes«. Damit ist es möglich, »risikobewussten« Menschen weit unterhalb des alten Grenzwertes dauerhaft blutzuckersenkende Medikamente zu verschreiben. Medikamente sind ein florierendes Geschäft, mit dem sehr viel Geld verdient wird. Im Jahr 2020 wurden damit allein in Deutschland 61,4 Milliarden Euro umgesetzt.[8] Es gelingt nicht, die Ausgaben für Medikamente einzudämmen. Sie steigen von Jahr zu Jahr an. Die Pharmaindustrie tut das Ihrige, um die Pillenflut auf immer neue Höchststände anschwellen zu lassen. Sie erzwingt die Zulassung potenziell schädlicher Medikamente mit gefälschten Studien und besticht Ärzte. Dafür hat nahezu jedes große Pharmaunternehmen schon Strafen in Milliardenhöhe kassiert.[9] Medikamentenstudien sind sehr teuer und werden deshalb fast ausschließlich von den Pharmafirmen selbst angefertigt. Natürlich wollen sie ihre Produkte in möglichst gutem Licht darstellen. Deswegen existieren keine Studien zu Wechselwirkungen und zu schädlichen Folgen einer Dauermedikation. Die Untersuchungen zur Nützlichkeit von Medikamenten verlaufen in der Regel nur sechs Wochen bis drei Monate. Ohne dass es also einen Nachweis über einen langfristigen Nutzen gibt, werden viele dieser Medikamente über Jahre verschrieben.[10] In der Pharmaforschung werden auch keine vorerkrankten Menschen oder über 65-Jährige berücksichtigt. Das ist sicherlich einer der Hauptgründe für die vielen Todesfälle durch Medikamente.[11]

Der natürliche Wunsch des Menschen, sein Leiden einfach mit einer Tablette zu beenden, lässt den Medikamentenpegel noch weiter ansteigen. Manche schlucken lieber Pillen, als gesunde Lebensweisen zu etablieren. Viele Krankheiten ließen sich durch Ernährungsumstellung, mehr Bewegung oder regelmäßige Ruhe- und Entspannungsphasen kurieren. Aber es kostet Zeit, Geduld und Kraft, sich aus ungesunden Verhaltensmustern zu befreien.

Medizin ist, was die Krankenkassen bezahlen. Ein ausführliches Gespräch über gesunde Lebensführung kann der Arzt nicht abrechnen. Schnell ein Rezept auszustellen lohnt sich für ihn mehr. Damit kann man bestenfalls Symptome lindern, aber keine Ursachen beseitigen. Viele Krankheiten erklären sich aus der Lebenssituation des Patienten, doch die bleibt bei dem nur wenige Minuten dauernden Arztgespräch in der Regel unberücksichtigt. Das veranschaulicht die folgende Anekdote:

> Ein Arzt ruft bei seinem Klempner an. »Ich habe einen Notfall. Mein Keller steht unter Wasser«, klagt er.
>
> Der Klempner antwortet: »Ich habe in den nächsten vierzehn Tagen keinen Termin mehr frei. Bitte melden Sie sich später wieder.«
>
> Der Arzt reagiert empört: »Aber ich habe doch vor Kurzem Ihre Schwiegermutter noch als Notfall in meiner Praxis behandelt.«
>
> Der Klempner lässt sich überreden und fährt zur Villa des Arztes. Der öffnet ihm erleichtert die Tür und führt ihn direkt zum Keller. Der Klempner bleibt oben an der Treppe stehen und sieht hinab. Das Wasser steht mindestens 50 Zentimeter hoch. Er greift in seine Werkzeugtasche, zieht zwei Dichtungsringe heraus, wirft sie ins Wasser und sagt zum Arzt: »Wenn es nicht besser wird, melden Sie sich in vierzehn Tagen noch mal bei mir.«

Ähnlich wie die Dichtungsringe werfen wir Pillen in ein Geschehen, das wir nicht verstehen und dessen Ursachen wir nicht kennen. Es ist sehr unwahrscheinlich, dass die Dichtungsringe ihren Weg zum Leck finden und es verschließen. Vielleicht sind sie nicht einmal das Problem. Genauso unwahrscheinlich ist, dass Tabletten ihren Weg zur Krankheitsursache finden und diese einfach beheben. Die meisten Tabletten sind überflüssig. Nach Einschätzung der Weltgesundheitsbehörde WHO sind nur 0,4 Prozent von den über 103 000 erhältlichen Arzneimitteln unverzichtbar.[12]

Brauchen wir die ganzen Medikamente also gar nicht, sondern eher ein Umdenken?

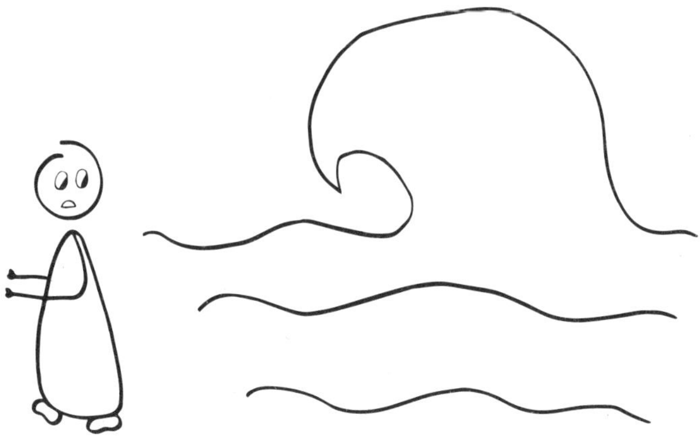

Wenn wir nicht in der riesigen Medikamentenwelle untergehen wollen, müssen wir uns zurück zur Quelle bewegen. Zu einer Medizin, in der es wieder um den Menschen geht und Medikamente nicht mehr überschätzt werden. Wir müssen uns daran erinnern, dass fast jede Tablette mit der Zeit wirkungslos wird. Der Körper kann die Medikamentenwirkung abschwächen oder aufheben. Er kann gegenläufige Prozesse aktivieren oder die Ausscheidung des Wirkstoffs verstärken. Aus diesen Gründen benötigt jede Verordnung wie gesagt eine Befristung.

Wir wissen eigentlich: Wer wenig oder keine Medikamente einnimmt, lebt gesünder und bewertet seine Lebensqualität höher. Und wir dürfen auch nicht vergessen, dass sich sogar das hilfreichste Medikament bei Dauergebrauch gegen den Konsumenten wenden und ihm Schaden zufügen kann.

Jahrein, jahraus Medikamente einzunehmen hat wenig mit Kranksein, aber viel mit Abhängigkeit zu tun. Besonders schmerzhaft ist die Abhängigkeit von Psychopharmaka. Um sich daraus zu befreien, ist es wichtig, der Krankheit den Schrecken zu nehmen und zu lernen, mit ihr zu leben.

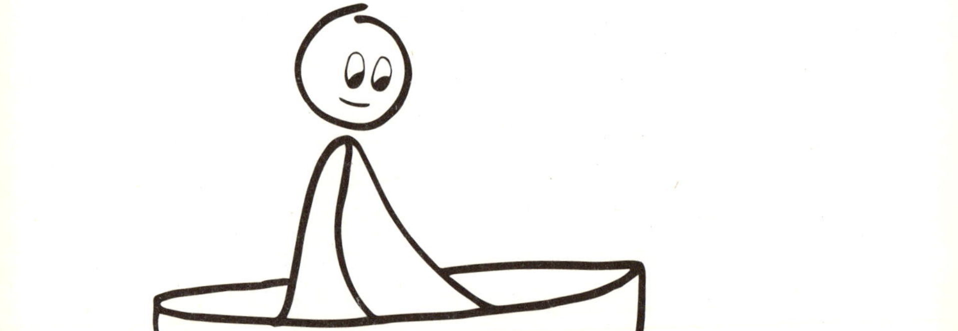

2 Wege

Was ist psychisch krank?

Es ist nahezu unmöglich, eine Grenze zwischen normalem menschlichem Verhalten und krankhaftem zu ziehen. Die Bandbreite menschlicher Verhaltensweisen ist unbegrenzt. Der berühmte Psychiater und Forscher Allen Frances formuliert das so: »Psychische Störungen und Normalität sind beide poetische Begriffe – so gestaltlos, verschiedenartig und wandelbar, dass wir niemals in der Lage sein werden, eine klare Grenze zwischen ihnen zu ziehen.«[13]

Vor einigen Jahren wollten Forscher einen Faktor finden, der allen psychisch kranken Menschen gemeinsam ist. Sie erhofften sich, dadurch einen neuen Ansatzpunkt für die Behandlung zu finden. Ein solcher Faktor wurde nicht gefunden.[14] Psychische Krankheiten zogen sich durch alle Epochen der Menschheit, fanden sich in jedem Teil der Welt, in jeder Gesellschaftsschicht und jedem Alter. Lediglich eine einzige Gemeinsamkeit konnten die Experten entdecken, und das war: soziale Isolierung. Sie scheint nicht nur eine Begleiterscheinung psychischer Krankheiten zu sein, sondern diese gleichzeitig zu bedingen. Anstelle von Medikamenten scheinen Patienten Nähe und Fürsorge anderer Menschen zu benötigen.

Ein Modell, das seit Jahrzehnten zur Erklärung von psychischen Erkrankungen herangezogen wird, ist die erhöhte *Vulnerabilität*. Der Begriff leitet sich vom lateinischen *vulnus* für »Wunde« ab und bedeutet »Verwundbarkeit« oder

»Verletzbarkeit«. Menschen mit einer hohen Vulnerabilität werden unter Stressbelastung schneller krank als solche mit einer niedrigen Vulnerabilität. Nach diesem Modell gelten Menschen mit psychischen Erkrankungen als leichter verletzbar als andere Menschen.

Im Grunde kann man sich fragen, ob es überhaupt richtig ist, im Zusammenhang mit seelischem Leid von Krankheit zu sprechen. In der somatischen Medizin existieren für die meisten Erkrankungen deutlich abgrenzbare Unterschiede zwischen dem Kranken und dem Gesunden. Es gibt einheitliche Symptome sowie Therapien, die bei allen Patienten ähnlich wirken. Der Beginn, der Verlauf und die Dauer bis zur Genesung sind absehbar. In der psychiatrischen Medizin ist das anders. Die Symptome, unter denen die Patienten leiden, sind sehr unterschiedlich und die Krankheitsverläufe nicht prognostizierbar. Die psychiatrischen Mediziner wissen nicht einmal, ob und wie ihre Medikamente wirken. Wenn man vom Faktor der Hilfebedürftigkeit des Kranken absieht, gibt es kein Kriterium, das den Begriff der Krankheit rechtfertigt.

Der Dalai Lama hat fast die gesamte Welt bereist. Immer wieder thematisiert er die Zunahme von psychischem Leid in der westlichen Welt. Im kargen Tibet geboren, beschäftigt er sich in vielen Schriften damit, warum Menschen, die alles haben, so unglücklich sind. Er berichtet von einem seiner Besuche im Westen:

> »Ich war bei einer sehr reichen Familie zu Gast, die in einem großen, gut ausgestatteten Haus lebte. Alle waren ganz reizend und zuvorkommend zu mir. Das Dienstpersonal las einem jeden Wunsch von den Augen ab, und in mir wuchs allmählich das Gefühl, dass dies hier vielleicht der Beweis dafür war, dass Reichtum eben

> doch eine Quelle für Glück sein könnte. Meine Gastgeber strahlten immer entspannte Zuversicht aus, doch als ich in einem Badezimmer hinter einer halb geöffneten Schranktür eine ganze Ansammlung von Beruhigungs- und Schlafmitteln entdeckte, wurde mir wieder schmerzhaft bewusst, dass zwischen dem äußeren Schein und der inneren Wirklichkeit eine große Lücke klafft.«[15]

Wer von außen betrachtet »normal« und glücklich wirkt, leidet unter denselben Schwierigkeiten wie alle anderen. Warum wird ansonsten der ehemals schönste Mann der Welt, der eine bezaubernde Frau und sechs Kinder hat und auch beruflich zu den erfolgreichsten Menschen der Welt gehört, zum Alkoholiker? Warum erhängt sich ein beliebter Schauspieler und Komiker, der zuvor noch wegen seines sozialen Engagements gefeiert wurde, in seinem Wohnhaus mit einem Bademantelgürtel?

Bei genauer Betrachtung ist eine psychische Krankheit eigentlich nichts anderes als eine empfindsamere Reaktion auf das Leben, die eine Eigendynamik entwickelt hat. Warum soll man Menschen, die seelische Qualen durchleiden, das Leben noch schwerer machen, indem man ihnen einredet, sie seien chronisch krank?

Viel hilfreicher wäre es, die Aufmerksamkeit auf die vielen Jahre seelischer Gesundheit zu lenken, die jeder Mensch durchlebt, und darauf, dass das Leid vorübergehen wird. Dem Kranken würde eine Zentnerlast von den Schultern fallen, Angst und Verzweiflung wäre der Boden entzogen, und die Wunden könnten schneller verheilen.

Die Autorin und Psychologin Arnhild Lauveng hatte schon in ihrer Jugend die Diagnose »Schizophrenie« erhalten. In ihrem Buch *Morgen bin ich ein Löwe* beschreibt sie, wie sie sich zuerst von den Medikamenten und dann aus dem krank machenden Medizinsystem befreit:

> »Als ich krank wurde, sagte man mir, die Krankheit sei chronisch und ich würde nie wieder gesund werden. Im Laufe der Krankheit wurde das noch oft wiederholt … Ich weiß, dass mir der ständige Fokus auf die Hoffnungslosigkeit geschadet hat.«[16]

Psychische Krankheiten sind qualvoll und kaum auszuhalten. Der Betroffene erlebt eine unglaubliche Verlagerung seines Daseins in den Kopf. Sein Gedankenapparat hat sich selbstständig gemacht und die Kontrolle übernommen. Es ist dem Kranken unmöglich, bei dem zu sein, was im gegenwärtigen Moment geschieht. Hilflos ist er seinen Gedanken und den Ausgeburten des Verstandes ausgeliefert.

Psychisch krank zu werden ist der Anfang einer langen Reise. Der Reise zu uns selbst und zur Entmachtung unseres Verstandes, die wir alle antreten müssen, wenn wir wirklich inneres Glück und inneren Frieden erleben möchten.

Psychiatrische Diagnosen

Wenn es nicht möglich ist, eine Grenze zwischen »normalem« und »krankem« Verhalten zu ziehen, dann ist es logischerweise genauso wenig möglich, psychiatrische Diagnosen zu vergeben. Manche sind sogar schädlich, da sie zur Pathologisierung von normalem menschlichem Verhalten führen. Daher haben wir Diagnosen wie zum Beispiel »Bipolar II«, »Borderline«, »Zyklothymia« nicht berücksichtigt.

In diesem Buch orientieren wir uns an den konventionellen Bezeichnungen, sind uns aber bewusst, wie wenig passend diese oft sind und wie stark sie sich im Verlaufe eines Lebens ändern können. Die Zusammenstellung der psychischen Krankheiten in diesem Kapitel ist natürlich nicht vollständig. Wir haben uns auf häufige Diagnosen beschränkt. Die Beschreibung von psychischen Krankheiten ist ein unmögliches Unterfangen. Darum geht es in diesem Kapitel auch nicht. Und wie gesagt: Die Medikamente loszuwerden bedeutet nicht, automatisch auch die Krankheit loszuwerden. Es geht uns daher nicht um die Beschreibung von Krankheiten, sondern um den langfristigen Umgang damit – das Leben mit einer psychischen Krankheit.

Wenn wir die Betroffenen beispielsweise als »Schizophrene« oder »Manisch-Depressive« bezeichnen, bedienen wir eine Konvention, die ihnen sicherlich nicht gerecht wird. Es ist eine Verlegenheitslösung, die die Menschen nicht auf ein Krankheitsbild reduzieren soll. Anders ist es jedoch nicht möglich, eine Hilfestellung für Menschen zu leisten, die diese Diagnose erhalten haben.

In Westfinnland wird seit 45 Jahren das erfolgreichste Psychiatriekonzept der Welt praktiziert. Es heißt »Open Dialogue« und basiert auf einem intensiven Akutprogramm.[17] In diesem Teil von Finnland gibt es kaum schwere Verläufe von psychisch Erkrankten. Das Projekt hat die höchste Wiedereingliederungsquote von ehemals psychisch Erkrankten in den Arbeitsmarkt. Beim »Open Dialogue« wird frühestens nach einem halben Jahr eine Diagnose vergeben, oft wird auch ganz darauf verzichtet. Erstaunlicherweise hat man dabei erfahren, wie gut psychiatrische Behandlungen ohne Diagnosen auskommen. Es wird symptomatisch behandelt, das bedeutet, man versucht, die Symptome zu lindern, die auftreten, ohne das Ganze in ein passendes Diagnoseschema zu stopfen.

Das wird dem Umstand gerecht, dass sich die menschliche Psyche wandelt und verändert. Viele Patienten verändern sich durch die Einnahme von Medikamenten so sehr, dass die ursprüngliche Diagnose nicht mehr passt. Auch durch eine Psychotherapie oder durch neue Lebensumstände kann sich der Mensch verändern. Eine Diagnose verbleibt ein Leben lang in den Akten. Sie ist nur dann sinnvoll, wenn eine gezielte Therapie zur Verfügung steht. In der psychiatrischen Behandlung wird mit Psychopharmaka behandelt. Die sind alles andere als eine gezielte Therapie. »Psycho-Pharmaka« bedeutet »Arzneien für die Psyche«. Die Psyche kann aber mit Medikamenten gar nicht erreicht werden. So widersprüchlich der Begriff ist, so zweifelhaft ist auch die Wirkung dieser Mittel. Kein Psychiater kann erklären, wie die Medikamente wirken und wie ein Patient darauf reagieren wird.

Die Vergabe einer Diagnose verlagert die psychiatrische Behandlung in einen übersichtlichen, aber fiktiven somatischen Raum, den sie in Zukunft eigentlich verlassen muss.

Leben mit einer psychischen Krankheit

Die gute Nachricht ist, mit einer psychischen Krankheit kann man sehr gut leben und ein erfülltes Leben genießen. Es ist nicht gesagt, dass vermeintlich psychisch Gesunde unbedingt glücklicher und erfolgreicher sind als vermeintlich psychisch Kranke. Nach dem Durchleben einer krankhaften Episode bleiben bei den meisten Betroffenen keine Schäden zurück. Die schlechte Nachricht ist, psychische Krankheiten dauern lange. Sie sind langwieriger als körperliche Erkrankungen und völlig unpraktisch. Während man bei einer Grippe ungefähr abschätzen kann, wann man wieder am Leben teilhaben wird, wirft einen eine psychische Erkrankung erst mal aus dem Leben heraus. Denn eine Episode kann mehrere Monate anhalten. Und wie so oft gilt: Ist die Krankheit erst einmal ausgebrochen, kann sie wiederkommen.

Fast jede psychische Erkrankung entwickelt sich auf derselben Basis: Der Mensch möchte die Dinge anders haben, als sie sind. So, wie sich sein Leben oder Teile seines Lebens gestalten, wird es von ihm abgelehnt.

Beim Menschen, der zu Depressionen neigt, ist das besonders deutlich zu erkennen. Die Dinge laufen nicht so, wie er sich das wünscht, er erfährt Schmerzen und rutscht in Negativitäten ab. Irgendwann entwickeln diese Negativitäten ein reges Eigenleben und stellen sich gern auch ohne ersichtlichen Auslöser ein. Es entstehen im Gehirn regelrechte Autobahnen mit negativen Gedankenmustern. Der Autor und Betroffene Kester Schlenz schreibt darüber in seinem Buch *Ich bin bekloppt … und ich bin nicht der Einzige*: »Die Angst hatte in meinem Gehirn gut ausgebaute gedankliche Autobahnen errichtet, auf denen sie mit einem Porsche raste, wann immer es ihr passte.«[18]

Bei einem Menschen, der die Fähigkeit zum Wahn hat, ist es nicht anders. Jeder Geist ist zu seinem eigenen Schutz mit der Fähigkeit ausgestattet, die schmerzhaft erlebte Realität zu verlassen und in andere Welten einzutauchen. Diese Fähigkeit wird »Wahn« oder »Schizophrenie« genannt. Werden traumatische oder stark kränkende Situationen erlebt, die der Geist nicht verarbeiten kann oder will, flieht er in eine andere Welt, in der dieser Schmerz ausgeblendet ist.

Auch Panikattacken sind, solange sie nicht entzugsbedingt entstehen, ein Zeichen dafür, dass traumatische Erlebnisse nicht richtig verarbeitet wurden und sich jetzt ihren Weg an die Oberfläche bahnen.

Angststörungen werden vom Betroffenen häufig abgelehnt, da sie nicht kompatibel sind mit den Anforderungen der modernen Gesellschaft. Aus diesem Widerstand gegen die Angst entwickelt sich häufig eine Depression.

Die Manie ist eine Möglichkeit des Geistes, sich trotz unbefriedigender Lebensumstände euphorisch, selbstbewusst und glücklich zu fühlen.

Auch Zwangsgedanken und -handlungen sind bei genauerer Betrachtung nichts anderes als eine Möglichkeit des Geistes, von erlittenen Schmerzen abzulenken und diese durch umfassende, alles überlagernde Gedankenschleifen so lange zu ersetzen, bis nichts anderes mehr Bestand hat.

Bei Suchterkrankungen ist allgemein bekannt, dass sie nichts anderes sind als eine Flucht vor bedrückenden Lebenssituationen.

Es handelt sich also bei jeder psychischen Erkrankung um eine zugegebenermaßen ungeschickte Strategie des Geistes zur Schmerzvermeidung. Was ursprünglich als Hilfe des Geistes gedacht war, entwickelt im Laufe der Zeit leider oftmals eine unliebsame Eigendynamik.

Wenn wir lernen, den Schmerz nicht zu vermeiden, sondern auszuhalten, können wir erkennen, dass unser Schmerz ein Hinweis ist auf etwas, das in uns freigelegt werden will.

Es gibt ein schönes Gleichnis, das dies ein wenig verdeutlicht:

> »Eine Auster sprach zu ihrer Nachbarin: ›Ich trage großen Schmerz in mir. Schwer ist er und rund, und ich habe große Not.‹
>
> Die andere Auster antwortete mit Selbstzufriedenheit: ›Gelobt sei der Himmel und das Meer, denn ich habe keine Schmerzen. Es geht mir gut, innen und außen.‹

In diesem Augenblick kam ein Krebs vorbei und hörte die beiden Austern. Darauf sagte er zu derjenigen, die innen und außen unversehrt war:

›Ja, dir geht es wohl gut; doch der Schmerz, den deine Nachbarin in sich trägt, ist eine Perle von hinreißender Schönheit.‹«[19]

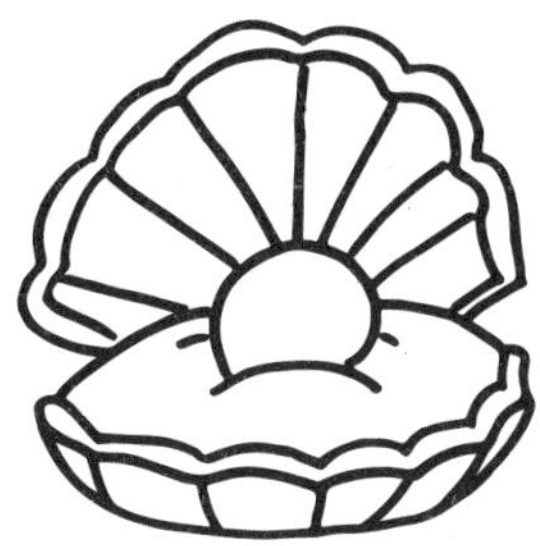

Hier könnte man therapeutisch ansetzen, indem man dem Leidenden hilft, sich aus der Rolle des zu lebenslanger Krankheit Verurteilten zu befreien, und ihn unterstützt, seinen Schmerz in eine Perle von »hinreißender Schönheit« zu verwandeln.

Aber nicht nur die Behandler sind angehalten, neue Wege auszuprobieren, weil die alten in eine Sackgasse führen. Auch der Patient selbst kann eine Menge zur Heilwerdung beitragen. Wobei Heil-Werden jedoch nicht bedeutet, völlig symptomfrei durch das Leben zu gehen. Das kann kein Mensch. Es bedeutet, das Schmerzhafte in das Leben zu integrieren. Psychische Krankheiten können als Wachstumsschübe zur inneren Reife genutzt werden.

Wichtig ist, sich beim ersten Auftreten von psychischen Symptomen sofort Hilfe zu suchen und nicht zu warten, bis eine manifestierte Krankheit entstanden ist. Da auf Therapieplätze bekannterweise mehrere Monate gewartet werden muss, ist hier Kreativität gefragt.

Während des Durchlebens einer krankhaften Episode ist genug Zeit, sich mit seinen wahren Wünschen, den erlittenen Verletzungen, dem Ungelebten auseinanderzusetzen und die Wirklichkeit umzugestalten. Eine psychische Krankheit ist der direkteste Aufschrei, zu dem die Seele fähig ist. Es ist eine Aufforderung, sich auf den Weg nach innen zu begeben und nach den wirklichen Bedürfnissen unserer Seele zu leben. Ob man diesen Weg lieber mit oder ohne Medikamente geht, spielt eine untergeordnete Rolle. Wichtig ist nur, dass die Medikamente nach dem Abklingen der Symptomatik wieder abgesetzt und nicht dauerhaft eingenommen werden. Denn das Leben ohne Medikamente wird von allen Betroffenen als lebenswerter beschrieben.

Manche Menschen sind von Natur aus vulnerabler als andere. Sie werden vom Leben mehr berührt als vermeintlich Gesunde. Während ein empfindsamer Mensch bereits in eine Krise gerät, wenn er kritisiert wird, können einem anderen auch schlimmste Kränkungen kaum etwas anhaben. Geraten vulnerable Menschen in die Mühlen unseres maroden Medizinsystems, werden sie so lange zu kranken Menschen geformt, bis sie selbst davon überzeugt sind. Anstatt auf ihre besondere Empfindsamkeit einzugehen, werden die Betroffenen mit Medikamenten ruhiggestellt und geraten beim Absetzen derselben in entsetzliche Krisen.

Die meisten Menschen, die psychiatrisch in Erscheinung treten, sind solche, die am Leben leiden. Das Leben ist für jeden schmerzvoll, und vor dem Leben kann sich keiner schützen. Ein sogenanntes »normales Leben« gibt es nicht. Unsere Gesellschaft hat noch keinen geeigneten Weg gefunden, mit leicht verletzbaren Menschen so umzugehen, dass sie gestärkt aus der Behandlung hervorgehen. Der Lei(d)tgedanke der Psychiatrie, dem Ganzen eine biochemische Komponente zu unterstellen, ist verlockend, führt aber in die Irre.

Ganz abgesehen davon, dass es keinen stichhaltigen Beweis für die Theorie des biochemischen Ungleichgewichts im Gehirn gibt, hält sie die Betroffenen davon ab, sich mit ihrer persönlichen Situation zu beschäftigen und sie zu verändern.

Eine psychische Krankheit gleicht einem Gewitter. Es müssen viele verschiedene Faktoren eintreten, damit es entsteht. Von einem Gewitter überrascht zu werden ist äußerst unangenehm. Es regnet, stürmt, blitzt und donnert. Kein Mensch verlässt bei einem Gewitter freiwillig das Haus. Man bleibt lieber drinnen und wartet ab, bis es vorüber ist. Und genau dieses Verhalten ist bei einer psychischen Krise ratsam. Obwohl sie vermutlich länger andauert als ein Gewitter, wird sie genauso vorüberziehen, und nach einem reinigenden Gewitter erscheint die Welt manchmal in Farben, die man vorher nicht wahrgenommen hat. Dies ist eine sehr wichtige Botschaft, die man gar nicht genug hervorheben kann. Denn einem Menschen, der sich im Dauerhagel eines Unwetters befindet, muss man nicht sagen, dass es vorbeigehen wird. Er weiß es. Ein Mensch, der sich im Strudel von wiederkehrenden Episoden seelischer Krisen befindet, bekommt den Eindruck, die Welt sei eine Scheibe und er stünde am Abgrund. Diesem Menschen würden wir gern sagen, die Welt ist eine Kugel und er befindet sich mitten in der Herausforderung, die man Leben nennt und mit der wir alle manchmal kämpfen.

Seelisches Leid verursacht schlimmste Schmerzen und kann soziale Isolierung zur Folge haben. Das macht sie so gefährlich. Aber es gibt immer einen Weg hinaus. Es ist wichtig, sich vor Augen zu halten, dass es dauerhaften Wahn, dauerhafte Depressionen, Dauer-Schizophrenie oder Dauer-Zwang einfach nicht gibt und Krisen sich genauso verziehen wie ein Gewitter.

Leben mit Angst und Panikattacken

Es gibt Menschen, die von Natur aus ängstlicher durchs Leben gehen. Sie wittern überall Gefahren, können vor Lampenfieber nicht vor anderen Menschen Vorträge halten. Sie trauen sich nicht in die U-Bahn, geschweige denn in ein Flugzeug, und sie haben solche Angst vor Ablehnung, dass sie sich lieber gar nicht mit anderen Menschen treffen.

Ängste sind vor allem dann ein Problem, wenn man sich mit anderen, vermeintlich »gesunden« Menschen vergleicht. Solchen, die gekonnt Vorträge halten, die wie selbstverständlich in ein Flugzeug steigen und wirken, als würden sie vor Selbstbewusstsein nur so strotzen. Nur die Betrachtung der vermeintlich Mutigen bringt den Ängstlichen zu dem Glauben, mit ihm würde etwas nicht stimmen, und es veranlasst ihn, den schmalen Grat von angeborener Ängstlichkeit zu einem alles überschattenden Angst- und Panikgefühl zu überschreiten.

Würde er erkennen, dass alle anderen Menschen auch Ängste erleben, schwere Krisen durchmachen und ihr Selbstbewusstsein oft nur aufgesetzt ist, dann hätte der Ängstliche zwar immer noch Angst, würde sich aber nicht krank fühlen.

Wenn es natürlich notwendig ist, zu fliegen oder vor Menschen Vorträge zu halten, dann kann man versuchen, Strategien zu finden, die Ängste zu minimieren. Auch hier kann es helfen, die Angst zu entzaubern. Angst ist nämlich nichts weiter als die körperliche Reaktion auf einen Gedanken.

Das wird deutlich, wenn man sich vorstellt, auf seinem Weg durch die Nacht auf eine Schlange zu treffen. Der Gedanke »Schlange« löst sofort eine körperliche Reaktion aus, wie zum Beispiel Angstschweiß, Herzrasen, Druck im Kopf, schnelleres Atmen. Stellt man nun fest, dass es sich bei der

»Schlange« nur um ein Seil handelt, lassen die Symptome augenblicklich nach, obwohl sich an der Situation nichts verändert hat. Allein der Gedanke »Seil« hat die Angstsymptome zum Verschwinden gebracht.

Allerdings wirken die Stresshormone Cortisol und Adrenalin, die der Körper ausgeschüttet hat, um im Notfall (Schlangenbiss) gewappnet zu sein, noch länger im Körper nach. Auch wenn die Situation bereits aufgelöst ist, sind die Hormone es noch lange nicht. Ein ängstlicher Mensch kann auf diese Weise in einen Dauerstress geraten, wenn er nicht Ruhepausen einhält oder ein sanftes körperliches Training absolviert, bei dem die Stresshormone wieder abgebaut werden.

Oder er lernt, seine Gedanken zu kontrollieren. Das ist zwar ein sehr mühseliger Prozess, aber dennoch lohnenswert. Wenn wir lange genug üben, beispielsweise mit Meditation, Yoga oder autogenem Training, lösen wir uns langsam von der Identifikation mit unseren Gedanken. Irgendwann wissen wir, es sind nur Gedanken, und lassen uns von ihnen nicht mehr mitreißen.

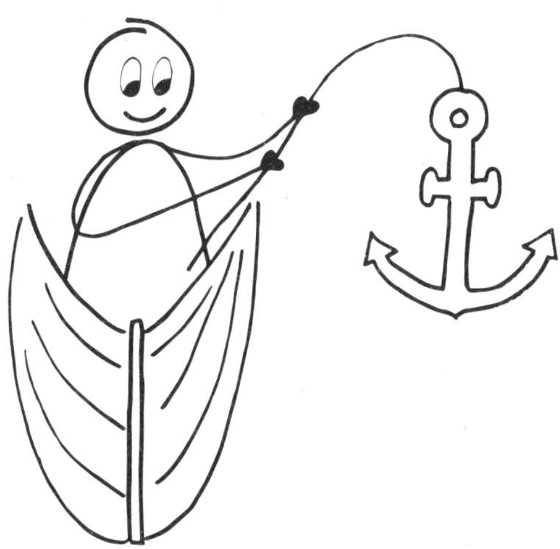

Die Journalistin und Autorin Franziska Seyboldt hat ein Buch über die vielen Facetten der Angst geschrieben. Seit sie als Kind bei einer rabiaten ärztlichen Behandlung ohnmächtig wurde, überfällt sie immer wieder an allen erdenklichen Orten plötzlich die Sorge umzukippen:

> »Wenn ich umkippen würde … Doch der Gedanke hat schon von meinem Körper Besitz ergriffen, er führt sich auf wie ein Auto, dessen Fahrer die Kontrolle über das Steuer verloren hat.«[20]

Durch gezielte Übungen ist es möglich, die Kontrolle über solche Situationen wiederzuerlangen. Oder wir gehen den Weg der »Desensibilisierung«. Um beim Beispiel mit der Schlange zu bleiben, nehmen wir an, wir sind bereits zum zehnten Mal an der Schlange vorbeigegangen und nichts ist passiert. Irgendwann wird der Körper gelassener reagieren und die Angst ausbleiben.

Gegen Angst- und Panikattacken gibt es effiziente Therapien. Auch aus dieser Tatsache könnten Betroffene Sicherheit beziehen. Zum einen gibt es Benzodiazepine. Sie wirken angstlösend, ziemlich schnell und recht zuverlässig. Sie haben zwar ein hohes Abhängigkeitspotenzial, aber wenn sie nur sehr selten und bei Bedarf eingenommen werden, können sie helfen, sich der Angst nicht so ausgeliefert zu fühlen. Allein der Gedanke, ein solches Mittel für den Notfall parat zu haben, kann Angstsituationen entschärfen.

Zum anderen gibt es die Verhaltenstherapie. Auch ausgeprägte Phobien können mit dieser Methode unter Kontrolle gebracht werden. Die Erfolgsquote der Therapie bei Angsterkrankungen liegt in einem vielversprechenden Bereich.

Da Angst und Liebe zwei sich ausschließende Gefühle

sind, kann es helfen, ein Gefühl der Liebe in sich hervorzurufen. Das muss man allerdings in gesunden Phasen üben, um es dann in angstvollen Phasen anwenden zu können. Man kann versuchen, an Menschen, Situationen oder Dinge zu denken, die man liebt. Es gibt geleitete Liebe-Güte-Meditationen oder herzöffnende Gebete, die solche Gefühle auslösen. Auch andere Visualisierungen und Atemtechniken können wirksam helfen, Angst und Panik zu vermindern.

Angst- und Panikattacken kommen leider selten allein. Sie ziehen häufig Depressionen nach sich. Die Ursache dafür ist, dass der Betroffene die Ängste loswerden will und sich dadurch ein Leidensdruck aufbaut.

Häufig sind Menschen in Übergangssituationen davon betroffen. Das bedeutet in der Pubertät, in den Wechseljahren, bei Umzügen, Neuanfängen oder Verlusten. Das ist ganz normal und geht auch wieder vorbei.

Die Tatsache, dass ausgerechnet bei Angsterkrankungen gezielte Methoden verfügbar sind, steht in Widerspruch zum starken Zuwachs von Angst- und Panikattacken in den letzten beiden Jahrzehnten. Das kann natürlich auf der einen Seite gesellschaftliche Gründe haben, da unser Leben immer komplizierter, schwieriger und unüberschaubarer geworden ist. Die Überforderung des modernen Menschen kann schon zur Ängstlichkeit beitragen. Viel wahrscheinlicher ist jedoch, dass die Zunahme von Angst und Panikstörungen mit dem enormen Zuwachs an Psychopharmaka-Verschreibungen zusammenhängt. Die Verschreibungen haben sich in den letzten 25 Jahren verachtfacht.[21] Nach einer gewissen Zeit der Einnahme versuchen viele Psychopharmaka-Konsumenten, ihre Tabletten wieder abzusetzen. Jede Reduzierung, jedes Absetzen kann Panikattacken verursachen.

Man kann sich dazu einen Hund vorstellen, der jahrelang

seine altbekannte Wegstrecke entlangjagt. Eines Tages befinden sich überall auf seiner vertrauten Strecke große Löcher. Diese sind durch den Entzug der Medikamente entstanden. Am Anfang fällt der Hund bestimmt in ein paar dieser Löcher hinein. Er wird irritiert, vielleicht sogar panisch reagieren. Bis er sich umgestellt und seinen Weg um die Löcher herum gefunden hat. So in etwa kann man sich die Informationsübertragung im Gehirn vorstellen, deren Weg verändert wurde. Das Gehirn reagiert mit Anpassungsschwierigkeiten, die in eine Panikattacke münden können. Das kann sogar viele Monate nach der letzten Einnahme geschehen. Die meisten Menschen bringen das dann nicht mehr mit den Tabletten in Zusammenhang und befürchten, plötzlich unter einer neuen psychischen Erkrankung zu leiden.

Des Weiteren scheint die Ängstlichkeit im Verlauf einer psychiatrischen Behandlung eher zu- als abzunehmen. Das liegt an dem Verlorenheitsgefühl, das Menschen im psychiatrischen System oft empfinden. Psychiatriepatienten haben häufig das Gefühl, keiner kann ihnen helfen. Die Medikamente wirken nicht, niemand erklärt, was mit ihnen los ist. Es droht vielleicht ein Klinikaufenthalt oder betreutes Wohnen. Der Patient fühlt sich hilflos und vollkommen allein gelassen.

Das alles verursacht und verstärkt Angst, Panik und Verzweiflung. Daher ist es nicht verwunderlich, wenn sich nach der ersten Manifestation einer psychischen Krankheit Ängste und Panik einstellen. Ängste und Panikattacken verschlimmern sich durch die Angst davor, und man bekommt noch eine weitere Diagnose und weitere Medikamente verpasst.

Um diesen Teufelskreis zu durchbrechen, ist es hilfreich, die Angst und die Panik anzunehmen. Dies scheint der beste Weg zu sein, sie zum Verschwinden zu bringen:

»Ein Lehrer wird immer empfehlen, der Panik klar ins Auge zu blicken, zu beobachten, wie auch sie kommt und vergeht, wie auch sie nur ein unangenehmes Gefühl ist, so unbeständig wie alle Gefühle. Alles, was man genau anschaut und fest beobachtet und von dem man sich nicht kleinkriegen lässt oder mit dem man sich nicht identifiziert, verschwindet.«[22]

Ayya Khema,
buddhistische Nonne und Weisheitslehrerin

Leben mit Depressionen

Es gibt ein klinisches Lexikon für Ärzte, den *Pschyrembel.* Darin findet man die wissenschaftlichen Definitionen der meisten Erkrankungen. Eine Depression ist dort folgendermaßen beschrieben: »*(kommt aus dem Lateinischen deprimere, depressus niederdrücken, herabziehen)* affektive Störung, die insbesondere durch gedrückte Stimmung, Interessenverlust und verminderte Leistungsfähigkeit gekennzeichnet ist.«[23] Danach folgt die Auflistung der verschiedenen Depressionstypen.

Diese Beschreibung zeigt bereits das gesamte Dilemma. Übersetzt würde das bedeuten, man könnte sein gesamtes Leben in gehobener Stimmung, Begeisterung, Lebendigkeit und stets bei voller Leistungsfähigkeit verbringen, ansonsten wäre man krank und als depressiv einzustufen.

Das ist absurd. Es gibt kein Leben ohne gedrückte Stimmung, Interessenverlust und verminderte Leistungsfähigkeit. Wir sind keine dauergrinsenden Roboter. Wir sind Menschen mit Gefühlen. Wir dürfen uns auch mal schlecht fühlen, und wir dürfen auch mal eine ganze Zeit lang nicht funktionieren.

Die große Schwierigkeit in der Behandlung von Depressionen ist die Abgrenzung zum Krankhaften. Wann sind die Symptome adäquates, menschliches Verhalten, und ab wann beginnt eine behandlungsbedürftige Erkrankung? Die Entscheidung darüber fällt dem Arzt und auch dem Patienten meist recht schwer. Ein wichtiges Anzeichen ist hier die erkennbare Ursache. Gibt es einen Grund für meine gedrückte Stimmung? Beispielsweise den Verlust der Arbeit, von Angehörigen, Trennung, Scheidung, Umzug, eine chronische Erkrankung, emotionale Überforderung, Überarbeitung oder Ähnliches. Wenn ja, dann sollte man der Seele die Zeit der gedrückten Stimmung geben, um die Verletzung zu verarbeiten.

Manchmal braucht die Seele sehr viel Zeit, und das ist nur schwer auszuhalten. Wer kann schon eine Verminderung seiner Leistungsfähigkeit über mehrere Monate seinem Arbeitgeber oder der Familie vermitteln? Und hier beginnt der berühmte Teufelskreis. Der Betroffene möchte, dass die mit einer Depression einhergehenden Symptome so schnell wie möglich wieder verschwinden. Es baut sich ein Widerstand gegen die Situation auf, die das Leid extrem verschärft. Wird der Widerstand aufgegeben, erlischt häufig auch das Leid. Ein anderer Teufelskreis entsteht durch Ängste, die eine Depression häufig begleiten. Das Leben erscheint dem Depressiven wie ein nicht zu bewältigender Berg. Die Angst, den ganzen Anforderungen des modernen Lebens nicht mehr zu genügen, kann sich lähmend auswirken und die Depression verstärken.

Es gibt jedoch auch Menschen, die eine schwermütige Grundstruktur besitzen. Sie sind nachdenklicher und nehmen das Leben schwerer als ihre Mitmenschen. Viele große

Schriftsteller litten an Depressionen und haben darüber berichtet wie Hermann Hesse, Daphne Merkin, Andreas Salomon, Anton Tschechow, Silvia Plath, Ernest Hemingway und viele andere. Unzählige bedeutende Kunstwerke verdanken wir den Schmerzen der Schwermut.

Aber auch nicht zur Schwermut neigende Menschen können Depressionen erleiden. Das kann jedem zu jeder Zeit seines Lebens passieren. Viele, die ihr ganzes Leben niemals depressiv geworden sind, kommen mit den Herausforderungen des Alterns und Sterbenmüssens nicht zurecht und entwickeln erstmals im hohen Alter Depressionen. Dagegen gefeit ist wirklich niemand.

Wir möchten noch einmal in aller Deutlichkeit mit dem Irrtum aufräumen, bei einer Depression läge ein biochemisches Ungleichgewicht vor, das mit Medikamenten behoben werden kann. Diese Theorie wurde in den letzten Jahrzehnten von unterschiedlichen Forschern aus verschiedenen Ländern widerlegt. So schön und so befreiend diese Theorie sein mag, wahr ist sie leider nicht.

Die Konzentration der Neurotransmitter von depressiven Patienten gab zu keinem Zeitpunkt während der Erkrankung noch nach der Besserung ein einheitliches Bild. Dennoch wird immer noch an diesem Medizinirrtum festgehalten. Davor glaubte man über Jahrhunderte, die Melancholie, so hieß die Krankheit früher, würde von einem Zuviel an schwarzer Galle verursacht (gr. *melagcholía* [Schwarzgalligkeit]). Auf dieser Theorie basierten damals viele grausame Therapien, an denen Ärzte auch zweihundert Jahre nach den ersten Leichensezierungen festhielten, obwohl diese eindeutig ergeben hatten: Es gibt im menschlichen Körper gar keine schwarze Galle.

Genauso ist es auch heute. Die Mediziner wissen, dass es keine Biochemie der Depression gibt, und trotzdem halten sie an ihren Fehlbehandlungen fest. Nie wurden mehr Antidepressiva verschrieben als heute. Die Idee ist wohl zu schön, um sich davon zu verabschieden. Der Patient leidet an einer Depression. Dagegen haben wir Tabletten. Auch vielen Patienten gefällt die Theorie, ihr Leiden hätte organische Gründe. Es enthindet sie erst einmal davon, sich eingehender damit zu befassen oder Veränderungen in ihrem Leben vorzunehmen. Das kann für den Patienten sehr entlastend sein. Da Antidepressiva viele Nebenwirkungen haben, bei 80 Prozent der Patienten die Sexualität beeinträchtigen und oft nur schwer wieder abzusetzen sind, raten wir hier, nicht in den falschen Zug einzusteigen. Die Depression ist eine Herausforderung, die einer Reise gleicht, die zu sich selbst führt. Wenn Sie sich gleich am Anfang in den falschen Zug setzen, werden Sie nie ankommen können.

Es kann dennoch einigen Menschen eine Hilfe sein, für eine kurze Zeit Tabletten, sogar Antidepressiva, einzunehmen, wenn es aus dem depressiven Leiden keinen Weg hinaus zu geben scheint. Allein die Vorstellung, wirksame Medikamente zu erhalten, kann den Antrieb steigern und so das Fundament für eine Besserung legen. Wenn man den Zug zum rechtzeitigen Absetzen nicht verpasst, kann diese Umleitung richtig und nötig sein.

Es gibt noch einen zweiten Irrtum, der mit dem Glauben an das Vorliegen eines biochemischen Ungleichgewichts einhergeht, dass nämlich eine Depression wie aus dem Nichts über den Betroffenen herfällt. Manchmal muss man genau hinschauen, aber eine Depression kommt nie aus dem Nichts!

Bei der ersten erlebten Manifestation einer Depression ist die Ursache meist klar erkennbar. Im Leben des Betroffenen ist etwas Schmerzliches geschehen, oder er stand lange Zeit unter Stress, was die Krise auslöste. Auf die schmerzliche

Situation reagiert er mit niedergedrückter Stimmung und Antriebslosigkeit. Er kann sich nicht vorstellen, dass dieser Zustand je enden wird. In den allermeisten Fällen tut er das aber irgendwann. Denn ein typisches Kennzeichen der Depression ist, dass sie auch wieder verschwindet.

Im Gehirn sind in der depressiven Zeit hartnäckige Gedankenmuster entstanden, die sich im Verlauf des weiteren Lebens ungefragt wieder einstellen können. Die Folgeanlässe können weitaus lapidarer ausfallen als bei der Erstmanifestation. Das kann beim Betroffenen den Eindruck erwecken, die Depression sei diesmal aus dem Nichts entstanden. Wenn man genauer hinschaut, finden sich jedoch immer Auslöser, welche die negativen Gedankenschleifen wieder aktivieren. Das kann ein böser Kommentar eines Mitmenschen, eine körperliche Erkrankung oder bloße Erschöpfung sein. Eine zweite Episode kann dann den Glauben verfestigen, alles sei schlecht und sinnlos. Und weil der Anlass dem Betroffenen so nebensächlich vorkommt, erscheint hier die Illusion, die Depression wäre tatsächlich aus dem Nichts gekommen. Denn welcher normale Mensch bekäme von einem kränkenden Satz oder einer Grippe eine Depression? Die Antwort: der Depressive eben.

Vor jeder Episode gibt es Auslöser, seien sie auch noch so geringfügig, die ihn wieder in den Sumpf der dunklen Gedanken ziehen. Das Problem ist, wir glauben unseren negativen Gedanken. Das ist ein allgemein menschliches Problem. Wir alle glauben unseren Gedanken, obwohl wir sicher wissen, dass wir sie nicht kontrollieren können. Der Depressive ist seinen negativen Gedankenspiralen hilflos ausgeliefert. Wenn er jedoch lernt, ein wenig beiseitezutreten und skeptisch zu betrachten, was sein Gehirn da gerade fabriziert, wird er erkennen: Irgendwann ist die depressive Märchenstunde auch wieder vorbei.

Der Betroffene bemerkt, es gibt Menschen, die ihm helfen, und er beginnt, langsam wieder am Leben teilzunehmen. Es ist eine fast unmenschliche Anstrengung, aus den in Jahrzehnten angebahnten, negativen Gedankenmustern komplett auszusteigen. Der Betroffene muss sich dazu völlig umprogrammieren. Immer wieder bedient sich sein Gehirn dieser gut ausgebauten Gedankenautobahn. Sich aus diesen negativen Bahnen zu befreien bedeutet zunächst, rechtzeitig gegenzusteuern mit dem Ziel, diese Autobahn irgendwann ganz stillzulegen. Die buddhistische Weisheitslehrerin Ayya Khema beschreibt das so:

> »Je öfter man den unheilsamen, unzufriedenen Gedanken erlaubt, sich häuslich niederzulassen, desto mehr wird der Geist von Negativitäten in Anspruch genommen. Eines Tages kann er sich vielleicht gar nicht mehr ändern, weil er derartig an die unzufriedenen und unheilsamen Gedanken gewöhnt ist. Sie haben bereits tiefe Furchen gezogen, sodass es schwierig ist, die Gedanken umzuwandeln. Je schneller man anfängt, negative Gedanken fallen zu lassen, desto leichter macht man es seinem eigenen Geist, frei zu werden.«[24]

Es gibt auch Betroffene, die sich in sehr unerfreulichen Lebensbedingungen mit wenigen Perspektiven befinden. Da haben die depressiven Gedankenspiralen natürlich ein leichteres Spiel, denn die Situation ist vielleicht wirklich aussichtslos. Hier hilft es, nach und nach mit Unterstützung anderer Menschen das Leben so umzugestalten, dass es wieder in befriedigenderen Bahnen verläuft: alles, was veränderbar ist, verändern – und was nicht veränderbar ist, annehmen. Die Auslöser müssen erkannt und vermieden werden.

Stress muss unbedingt reduziert werden, denn er ist einer der häufigsten Auslöser.

Man sollte aus der Depression auch kein Monster machen und damit sich selbst zum Opfer. Ein Opfergefühl verstärkt die Depression. Menschen, die ihre Depression als etwas von außen Kommendes betrachten, das sie wie aus dem Nichts anfällt wie ein blutgieriger Hund, erleben häufig einen schwereren Verlauf als solche, die die Ursache ihrer Depression kennen. Sie wissen, wenn sich die Bedingungen ändern, dann hört die Depression auf. Es gibt also Hoffnung. Menschen, denen es sogar möglich ist, Freundschaft mit der Depression zu schließen, sind der Bewältigung ihres Leidens am nächsten. Auch deshalb ist die Idee von der »Depression aus dem Nichts« schädlich.

Eine Depression bricht nicht wie ein ungerechter Schicksalsschlag über den Menschen herein, sondern ist ein Teil von ihm und mit dem Betroffenen tief verwoben. Sie ist auch kein Feind, den man beschießen oder bekämpfen muss. Man fährt am besten, wenn man Frieden mit ihr schließt. Es gibt den bemerkenswerten Satz einer Betroffenen: »Eine Depression endet erst dann, wenn man sie annimmt.«

Wie ein Freund will die Depression uns zur Ruhe bringen und helfen, dringend notwendige Veränderungen im Leben vorzunehmen. Wer unter Depressionen leidet, muss Gegenmaßnahmen in sein Leben integrieren, die die Stimmung wieder heben. Ab und zu empfundene Momente der Belebung helfen, sich nicht vollkommen in die Dunkelheit ziehen zu lassen.

Gibt man sich der Schwermut und der Ruhe hin, die diese einem aufzwingt, kann man den depressiven Phasen sogar etwas abzugewinnen lernen.

Der erfolgreiche britische Schriftsteller Matt Haig hat eine Depression ohne die Einnahme von Medikamenten bewältigt. In seinem Buch *Ziemlich gute Gründe, am Leben zu bleiben* verarbeitet er seine Erfahrungen:

> »Depression ist ein verdammt hoher Preis dafür, sich des Lebens bewusst zu werden, und wenn sie da ist, kannst du dir unmöglich vorstellen, dass der Preis in irgendeiner Weise angemessen ist. Wolken mit Silberstreifen am Horizont sind immer noch Wolken. Aber es ist heilsam zu wissen, dass die Freude, die noch kommt, den Schmerz nicht nur ausgleichen, sondern aus ihm entstehen kann.«[25]

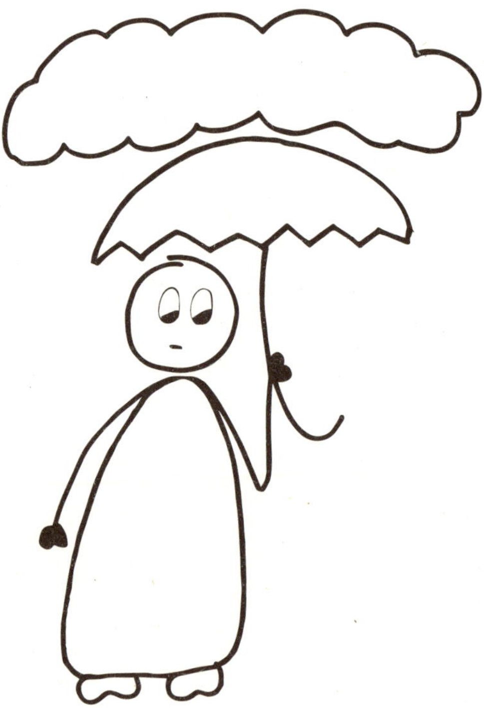

Leben mit Trauer

Von einer depressiven Episode ist die Trauer abzugrenzen, die keine Krankheit ist und deshalb hier nur kurz beschrieben wird. Nach einem schmerzhaften Ereignis, wie einer schweren körperlichen Erkrankung oder dem Verlust eines geliebten Menschen, sind Gefühle der Niedergeschlagenheit, Antriebslosigkeit, Freudlosigkeit und Hoffnungslosigkeit ganz normale menschliche Reaktionen.

Früher hatte man dafür Verständnis, und es gab viele Trauerrituale zur Bewältigung. Noch im Jahr 1980 gestand man Menschen nach einem Verlust zu, ein ganzes Jahr zu trauern, ohne sie für behandlungsbedürftig zu erklären. Im Jahr 1994 sank die normale Trauerzeit auf zwei Monate. Heute wird nach der aktuellen Leitlinie Psychiatern empfohlen, Patienten bereits nach zwei Wochen Trauer mit Medikamenten zu behandeln.

Diese Empfehlung basiert auf Abstimmungsergebnissen und ist eine sehr willkürliche Grenze. Denn die Länge einer Trauerphase ist individuell und bei jedem Menschen anders. Das können zwei Wochen, zwei Jahre oder länger sein. Jeder sollte sich die Zeit nehmen, die er für die Trauerarbeit benötigt. Wenn man die Schmerzen der Trauer nicht aushält, kann man sich bei einem Therapeuten, Freunden oder einer Selbsthilfegruppe Unterstützung suchen.

Aber hier medikamentös einzugreifen ist genauso unsinnig, wie den Gerinnungsprozess einer blutenden Wunde mit blutverdünnenden Medikamenten aufzuhalten. Genau wie der Körper mit seiner Gerinnungskaskade versucht, die Blutung zu stillen und die Wunde zu heilen, so versucht er mit einer Zeit der Trauer, die verletzte Seele zu heilen. Der Unterschied besteht nur darin, dass der seelische Heilungsprozess wesentlich langsamer vorangeht als der körperliche. In beiden Fällen ist auf die Weisheit des Körpers zu vertrauen.

Leben mit Zwängen

Zwanghafte Gedanken und Handlungen bringen viel Leid und können das Leben des Betroffenen stark beeinträchtigen. Es kann helfen, diese Störung zu begreifen und in Frieden mit ihr zu leben. Bei genauerem Hinsehen entpuppt sie sich nämlich als eine ungeschickte Strategie des Gehirns, von einer schmerzhaft empfundenen Lebenssituation abzulenken. In einer Endlosschleife wiederholt der Geist gebetsmühlenartig bestimmte Gedanken oder zwingt den Betroffenen, fortlaufend bestimmte Handlungen auszuführen.

Was ursprünglich als Hilfe des Verstandes gedacht war, wendet sich schließlich gegen den Betroffenen. Wird dies rechtzeitig erkannt, kann verhindert werden, dass dieser in den typischen Teufelskreis gerät: Erst entwickeln sich Zwangsgedanken, dann Zwangshandlungen, die mit sehr starker Scham einhergehen. Daraus entsteht fast immer eine Depression, welche die Zwangshandlungen wiederum verschärft.

Allen Betroffenen ist gemeinsam, dass sie sich furchtbar schämen, oft sogar einen regelrechten Selbsthass entwickeln. Sie bemerken, wie ihr Denken um Dinge kreist, die sie gar nicht denken wollen, und wie sie von verschiedenen Handlungen nicht ablassen können.

Diesen Menschen möchten wir gern vor Augen halten: Alle Menschen auf diesem Planeten sind Zwangsgedanken ausgesetzt, ohne Ausnahme. Das bemerkt man aber erst, wenn man sich beispielsweise auf ein Kissen setzt und meditieren möchte. Ungefragt werden wir unserer ruhigen Absicht zum Trotz von Gedanken bombardiert, um die wir nicht gebeten haben und die wir trotzdem nicht abstellen können. Würden wir uns nun bestimmte Gedanken verbieten, könnten wir automatisch an nichts anderes mehr denken. Wohl jeder kennt das Experiment, zu versuchen, *nicht* an einen rosa Elefanten zu denken. Augenblicklich denkt man *nur noch* an rosa Elefanten.

Jeder Versuch, gegen Zwangsgedanken und -handlungen anzukämpfen, scheint diese also zu verstärken. Ein wirksames Mittel ist daher, gleich beim ersten Auftreten nicht in Panik zu verfallen, sondern sie einfach zuzulassen. Auch Zwangshandlungen nimmt man die Schärfe, wenn man sie akzeptiert. Meist handelt es sich nicht um ein besonders schädliches Verhalten, es ist einfach nur lästig. Schenkt man ihm wenig Aufmerksamkeit und verzichtet auf Schamgefühle, kann es sein, dass sie sich von allein wieder auflösen.

Sich zwanghaft zu verhalten ist genauso typisch für den Menschen, wie Zwangsgedanken zu haben. Jeder kennt es bis zu einem gewissen Grad, die Dinge genauso erledigen zu müssen, wie es ihm sein Kopf vorschreibt. Selbst wenn es unsinnig ist. Und jeder hat auch schon die Erfahrung gemacht, von bestimmten Handlungen nicht ablassen zu können – obwohl sie sich als schädlich erwiesen haben.

Im Gegensatz zu den Angststörungen existieren bei Zwängen kaum wirksame Medikamente, da sich diese Störungen auf der Verhaltensebene abspielen. Obwohl man sich eine Tablette wünscht, die leidbringende Gedanken und Handlungen beendet, ist es unwahrscheinlich, dass dies möglich ist. Trotz der zweifelhaften Erfolgsaussichten werden in der Behandlung von Zwangsstörungen fast immer Medikamente eingesetzt. Durch die dämpfende Wirkung kann sich kurzfristig ein lindernder Effekt einstellen, der sich aber rasch wieder verflüchtigt. Jeder Betroffene sollte wissen, dass das Absetzen der Psychopharmaka die Zwangsgedanken und Zwangshandlungen extrem verschärft. Manche Betroffene erleben Linderung durch eine Verhaltenstherapie. Auch Entspannungstechniken können helfen, den Zwängen etwas entgegenzusetzen.

Und das Wissen, dass kein Mensch frei von Zwangsgedanken und -handlungen ist, kann die Pein und die Scham lindern, die der Betroffene empfindet, weil er glaubt, er wäre der Einzige, der sich selbst nicht trauen kann. Im Grunde befinden wir uns alle in den Klauen unserer unkontrollierbaren Gedanken.

Leben mit Psychosen

Psychosen haben viele Ursachen. Sie können aus einem depressiven oder aus einem manischen Wahn entstehen. Es gibt auch schizophrene, drogen- oder medikamenteninduzierte Psychosen. Eine Psychose ist immer ein Ausnahmezustand.

Fast alle Menschen, die eine Psychose erleben und deswegen in einer Klinik behandelt werden, erhalten Medikamente. Das kann während einer akuten Psychose auch nötig und richtig sein. Oftmals findet auf den Stationen aber keine ausreichende Aufklärung über die Erkrankung und die Medikamente statt.

Nach dem furchtbaren Erlebnis der Psychose und dem Klinikaufenthalt ist der Betroffene oft nur von einem Wunsch getrieben: Er möchte so schnell wie möglich den Ist-Zustand vor der Entgleisung wiederherstellen. Er möchte zu seinem alten Leben zurückkehren und wieder derjenige sein, der er vor dem Erlebnis war.

Bald merkt er, dass die Medikamente ihn einschränken und in seinem Alltagsleben behindern. Er beginnt sie abzusetzen, manchmal, ohne sein Umfeld zu informieren. Schnelles Absetzen kann einen Rückfall auslösen, aber das hat ihm niemand gesagt. Oftmals findet sich ein Psychoseerfahrener kurz nach seiner Entlassung wieder in der Klinik vor.

Manch einer ist auf diese Weise zu einem »Drehtürpatienten« geworden. Jeder neue Aufenthalt bringt noch mehr Medikamente mit sich.

Es ist lebenswichtig zu wissen: Das Absetzen der Medikamente nach einer Psychose kann direkt eine weitere auslösen. In Gegenden, in denen Psychosen nicht mit Medikamenten behandelt werden, entweder weil keine verfügbar sind oder aus Überzeugung, gibt es keine Drehtürpatienten. Früher hat man noch während des Klinikaufenthalts die Medikamente ausgeschlichen und abgewartet, ob der Patient stabil bleibt. Warum man heute davon ausgeht, der Patient wolle die Medikamente bis an sein Lebensende weiternehmen, kann niemand beantworten.

Bei der Erstmanifestation einer Psychose kann man häufig noch erkennen, wie die Inhalte sich um spirituelle Themen drehen. Viele berichten von Erleuchtungserlebnissen, machen erstmals spirituelle Erfahrungen, begegnen Gott oder fühlen sich von ihm beauftragt. Oder sie fühlen sich mit allem verbunden und sehen überall Zeichen. Später, wenn das psychotische Erleben aufhört, wird leider oftmals die spirituelle Ebene als Teil der Erkrankung betrachtet, von der es sich zu distanzieren gilt.

Dass so viele Psychose-Betroffene gerade bei ihrer ersten Episode, die noch nicht von Medikamenten überlagert ist, spirituelle Erfahrungen machen, hat einen Grund. Durch das Ausklammern von Spiritualität im alltäglichen Leben wird das natürliche Bedürfnis der Seele unterdrückt, sich wieder mit dem zu verbinden, was wir eigentlich sind. Eine Psychose gleicht einem Befreiungsschlag der Seele, und ihre Inhalte liefern wertvolle Anhaltspunkte über das, was in das Leben integriert werden sollte.

Wir wollen das Ausmaß einer Psychose für den Betroffenen nicht herunterspielen und vermitteln, eine Psychose sei nichts weiter als ein erweiterter Bewusstseinszustand. Das trifft in der Regel nicht zu. Im psychotischen Erleben ist das Empfinden eines Ichs schlagartig aufgehoben, und es kommt zu einer plötzlichen Öffnung des Bewusstseins. Das trifft den Geist vollkommen unvorbereitet. Er ist völlig überfordert mit dem, was er erlebt, und kann es nicht einordnen. Das bedeutet aber ebenso, man kann lernen, diese Kräfte zu kanalisieren und zu nutzen.

So quälend eine Psychose empfunden wird, kann es helfen zu wissen: Es ist keine Krankheit, sondern mangelnde Übung.

Die Inhalte einer Psychose können viel Wahres enthalten. Ihre Auswüchse gleichen einem sich stark verästelnden Baum. Er ist tief mit der Persönlichkeit verwurzelt, hat einen gesunden Stamm und üppige Zweige. Lediglich die oberen Äste sind verdorrt. Sie nehmen dem Baum Licht und sind so ausgetrocknet, dass sie brechen. Nur diese Zweige sind nicht zu gebrauchen und müssen entfernt werden. Nicht aber der gesamte Baum.

Leben mit bipolarer Erkrankung

Das Leben mit einer manisch-depressiven Erkrankung (das ist eine frühere, recht passende Bezeichnung, wie wir finden) kann man sich vorstellen wie eine Kerze, die an beiden Seiten brennt. Man hat nur die Möglichkeit, sich im kurzen Abschnitt zwischen den Enden in der Mitte einzurichten. Wenn man nicht lernt, die Mitte, die Grauzone, dazwischen zu lieben, wird es einem immer wieder zum brennenden Feuer hinziehen.

Ein bipolar veranlagter Mensch stellt den Herd auf die heißeste Stufe, oder er stellt ihn aus. Alle Zwischenstufen sind ihm zu langweilig. Manisch-Depressive können auch in gesunden Zeiten sehr schnell ihr Gefühlsleben verändern. Waren sie gerade noch tieftraurig, können sie innerhalb von Sekunden, beispielsweise durch eine angenehme Neuigkeit, wieder in Euphorie fallen und umgekehrt. Sie sind die Menschen, denen man oft ein Leben zwischen Genie und Wahnsinn nachsagt. Sie verfügen über ein ungeheures Potenzial, weil in ihrem Inneren keine Grenzen existieren. Alles ist für sie vorstellbar.

Pausen gibt es für den Manisch-Depressiven nicht. Er kann sich bis zum Umfallen verausgaben – oder bis ihn seine Erkrankung stoppt. Auch dafür liegt der Grund in den fehlenden inneren Grenzen.

Manisch-Depressive haben das Potenzial, das Schicksal der Menschheit voranzubringen, aber der Preis ist hoch. In manischen Phasen werden sie leichtsinnig, manchmal promiskuitiv und ungeheuer anstrengend. Das Bedürfnis nach Schlaf kann komplett verschwinden. Durch den Schlafmangel verwirren sich die Gedanken immer mehr, deshalb endet die Manie oftmals in einer Psychose. Eine Manie oder eine

Psychose sind ungeheuer kräftezehrend. Das Gehirn läuft ohne Pause auf Hochtouren. Eine anschließende depressive Phase dient der Regeneration des Systems und sollte auch so genutzt werden. Umgekehrt kann sich bei bipolar Veranlagten eine depressive Episode in eine Manie verwandeln, wenn der Betroffene seine Fähigkeit zur Manie nutzt, um der Depression zu entkommen.

Die Phasen gehen wieder vorbei. Von den Betroffenen wird das depressive »Herunterfahren« meist quälender empfunden als die manische »Hochphase«. Oft stellen sich nach dem gigantischen Höhenflug Schamgefühle ein, welche die Depression im Anschluss verschlimmern.

Um die Manie und die eventuelle Psychose zu behandeln, werden fast immer Neuroleptika eingesetzt. Es kann hilfreich sein, den Maniker auf diese Weise zur Ruhe zu bringen. Doch leider wird an diesen stark dämpfenden Medikamenten weiter festgehalten, auch wenn die Manie bereits abgeklungen ist und die Depression einsetzt. Obwohl diese Medikamente bei einer akuten Manie oder Psychose hilfreich sein können, treiben sie die meisten Betroffenen in einen Teufelskreis. Denn es dauert meist nicht lange, bis der bipolar Erkrankte sich von den dämpfenden Medikamenten eingeschränkt fühlt und beginnt, sie zu reduzieren oder ganz wegzulassen. Dies kann im empfindlichen Gehirnsystem sofort die nächste Manie auslösen. Umgekehrt kann auch die Gabe von Antidepressiva bei einem bipolar veranlagten Menschen leicht eine Manie verursachen.

Nach der zweiten manischen oder depressiven Episode verschreiben Ärzte, die nicht berücksichtigen, dass diese durch das Absetzen ausgelöst wurde, noch mehr Medikamente. Sie reden dem Patienten ein, er sei chronisch krank, und das ganze Potenzial dieses Menschen wird von unzähligen Rezepten mit Psychopharmaka erstickt. Hätte es einen

Goethe oder einen Leonardo Da Vinci gegeben, wenn damals schon Psychopharmaka zur Verfügung gestanden hätten? Vermutlich nicht. Natürlich sind nicht alle bipolaren Menschen automatisch Genies. Aber vermutlich dämmern heutzutage viele Genies in psychiatrischen Kliniken vor sich hin, vollgepumpt mit Medikamenten, weil sie in einen Teufelskreis von Absetzpsychosen geraten und blockiert sind von der Angst, chronisch krank zu sein.

Bipolare Menschen sind oft charismatisch und verfügen über große Überzeugungskraft. In gesunden Phasen gelingt es ihnen immer wieder, sich ihr Leben neu aufzubauen. Sobald sie sich stabil fühlen, setzen sie die Medikamente ab, nur um kurze Zeit später mit der ihnen eigenen Kraft in die nächste Episode zu stürzen. Nach mehreren Episoden bekommt der Betroffene Angst vor sich selbst und glaubt, ohne Medikamente nicht leben zu können. Dabei muss er nur wissen, dass er extrem langsam und kleinschrittig reduzieren muss, weil sonst sofort ein »Rückfall« ausgelöst wird. Das ist alles. Natürlich muss man Vorsichtsmaßnahmen treffen. Stress gilt es zu vermeiden. Besonders aufpassen müssen bipolar veranlagte Menschen bei anhaltender Schlaflosigkeit. Hier kann es sinnvoll sein, vorübergehend Schlafmittel einzusetzen, um ein Abgleiten in die Manie zu verhindern.

Das schnelle Wechselbad der Gefühle kann für den Betroffenen sehr anstrengend sein, genau wie für sein Umfeld. Die Aufgabe ist hier, sich im Mittelmaß einzurichten. Weder die unrealistischen Höhenflüge noch die empfundene Wertlosigkeit entsprechen der Realität.

Bipolar veranlagte Menschen sind oft der Überzeugung, sie tragen etwas Großes in sich, das sie unbedingt der Öffentlichkeit zugänglich machen müssen. Manchmal ist das wirklich so. Aber man kann seiner Aufgabe am besten gerecht werden, wenn man gesund ist. Und das sind bipolar veranlagte Menschen zwischen den einzelnen Episoden immer. Meistens liegen viele gesunde Jahre oder sogar Jahrzehnte dazwischen. Grundsätzlich bleiben nach einer manischen oder depressiven Episode keinerlei Beeinträchtigungen zurück. Auch alle intellektuellen Fähigkeiten kehren unbeschädigt zurück. Aber die einzelnen Episoden verbrauchen viel Kraft. Sie können den Betroffenen regelrecht ausbrennen.

Deswegen ist es wichtig, bewusst den Weg zwischen den Extremen zu wählen, auch wenn er einem langweilig vorkommt. Um diesen Weg überhaupt wählen zu können, kann die Einnahme von Medikamenten hilfreich sein. Neuroleptika mindern durch ihre dämpfende Wirkung das manische Empfinden. In depressiven Phasen können sie vorsichtig reduziert werden, um eine Belebung zu erreichen. Lithium sagt man ebenfalls nach, sowohl den manischen als auch den depressiven Phasen die Spitzen zu nehmen. Es soll helfen, den Überschwung und den Abschwung zu mildern.

Erfahrungsgemäß empfinden viele Betroffene Lithium als extrem dämpfend und fühlen sich damit wie »Roboter«. Hier kann es vielleicht sinnvoll sein, eine möglichst niedrige Dosis anzustreben. Es gibt wissenschaftliche Veröffentlichungen, die behaupten, Lithium würde unterhalb einer bestimmten Konzentration im Blut nicht wirken[26].

Da jeder Patient Medikamente anders verstoffwechselt[27], halten wir es für unsinnig, an standardisierten Konzentrationen festzuhalten. Wenn Lithium in einer niedrigeren Dosis besser vertragen wird, ist der Patient eher bereit, die Lithium-Therapie beizubehalten. Das muss man ausprobieren.

Lithium als Phasenprophylaktikum ist eine Lebensentscheidung. Denn beim Versuch, Lithium abzusetzen, ereignet sich bei bis zu 80 Prozent der Konsumenten ein »Rückfall«.[28] Mehr über das Medikament Lithium finden Sie in der Rubrik *Lithium* ab Seite 82.

Die Aufgabe eines Betroffenen, der mit wenig oder gar keinen Medikamenten auskommen möchte, ist, sich mit seiner Krankheit und sich selbst auseinanderzusetzen. Die Inhalte des manischen Erlebens, genau wie die des depressiven können hier wertvolle Anhaltspunkte liefern. Sie offenbaren die ungelebten Bereiche oder die Konflikte des Betroffenen und schreien nach Aufmerksamkeit. Es sollte versucht werden, diese Schatten, die wir hinter uns herschleifen und nicht beachten wollen, anzuschauen und aufzulösen.

Die Forschungsergebnisse sprechen eine deutliche Sprache. Die Rückfallquoten sind auch unter Psychopharmaka-Einnahme hoch. Es scheint also nicht auszureichen, Tabletten einzunehmen. Experten gehen mittlerweile sogar davon aus, dass Psychopharmaka, wenn sie dauerhaft eingesetzt werden, eine Chronifizierung des Geschehens bewirken können. Für den Genesungsprozess ist es entscheidend, die Lebensumstände so umzustrukturieren, dass der Betroffene sie als befriedigend empfindet. Ansonsten wird das Gehirn immer wieder den angebahnten, gut ausgebauten Weg der Manie, der Depression oder des Wahns nehmen.

Psychopharmaka sind beim Aufbau eines als gut empfundenen Lebens hinderlich. Sie dämpfen und machen müde. Dies verhindert das Ausüben einer erfüllenden Berufstätigkeit. Oftmals lösen sie ein Heißhungergefühl aus und eine damit verbundene Gewichtszunahme. Weil sich die Betroffenen mit dem erhöhten Gewicht nicht wohlfühlen, wird die Partnerwahl erschwert. Ohne Partner und befriedigende Arbeit besteht kaum ein Gegengewicht zu den Verlockungen manischen Denkens. Ohne Arbeit und ohne Partner geraten die Betroffenen in eine soziale Isolierung, die ihre Krankheitsabwehr vermindert.

Am besten geschützt ist der Betroffene, der sich selbst gut kennt und mit seiner Erkrankung vertraut ist. Dann bemerkt er Vorzeichen und kann rechtzeitig gegensteuern. Medikamente sollten je nach Befinden eingesetzt werden. Leidet der Patient unter Agitiertheit und ist er überdreht, kann bei Bedarf etwas zur Beruhigung gegeben werden. Sinken seine Stimmung und sein Antrieb, wird die Dämpfung sofort gestoppt und versucht, die Stimmung wieder zu heben. Es ist unsinnig, einen bipolar veranlagten Menschen dauerhaft auf ein Medikament einzustellen, weil sein Gemütszustand so schnell wechselt.

Anders als bei der Erkrankung Schizophrenie, bei der häufig eher das Denken betroffen ist, sind bei manisch-depressiven Menschen überwiegend die Emotionen betroffen. Deshalb ordnet man diesen Erkrankungstyp auch den affektiven Störungen zu.

Maniker fliegen zu hoch. Ein Leben am Boden kommt ihnen vor, als würde man von ihnen verlangen, sich dafür die Flügel abzuschneiden. Aber wenn sie ein paarmal unsanft auf der Erde gelandet sind, machen sie freiwillig keinen Gebrauch mehr von ihren Flügeln. So können Abstürze verhindert werden. Jeder Höhenflug kostet Kraft. Sie sollte sorgfältig eingesetzt werden.

Zu unserem großen Erstaunen wurde im Jahr 2011 dem Antrag eines bipolaren Arztes auf Sterbehilfe stattgegeben. In dem Dokumentarfilm »Tod nach Plan« wird die Geschichte des Schweizers André Rieder erzählt.[29] Tränenreich verabschiedet sich der Arzt von seinen Freunden, indem er ihnen handgefertigte kleine Skulpturen zur Erinnerung überreicht. Kurze Zeit später erhält der 56-Jährige auf eigenen Wunsch einen tödlichen Cocktail.

Manisches Erleben ist sicherlich sehr beängstigend und kräftezehrend. Die anschließende depressive Phase und die damit verbundene Reue wirken, als würden sie nie enden. Aber ein Todesurteil ist diese Erkrankung nicht. Sie verläuft auch nicht progressiv, also nicht fortschreitend. Die meisten Episoden ereignen sich nach einem Versuch, die Medikamente abzusetzen.

Auch der erfolgreiche Schriftsteller Thomas Melle wurde immer wieder durch seine Erkrankung aus dem Leben geworfen. Gerade war er noch ein gefeierter Star am Literaturhimmel. Nur wenige Monate später findet er sich in einer kleinen Sozialwohnung unter gesetzlicher Betreuung wieder. Das ist kaum zu verkraften. Am Ende seines schonungslosen Berichts *Die Welt im Rücken* schreibt er:

> »Sollte ich wieder dem Wahn verfallen, werde ich es als Schicksal hinnehmen. Ich meinte schon nach meiner zweiten Manie, eine dritte würde ich nicht überleben. Habe ich aber. Würde ich wieder. Ich mag mich wieder umbringen wollen, irgendwann. Dann werde ich dennoch weiterleben.«[30]

Die Botschaft unseres Buches ist nicht, dass Sie eine psychische Krankheit überleben. Das werden Sie mit Sicherheit. Nein, vielmehr können Sie sogar ein erfülltes Leben führen, wenn Sie lernen, die Krankheit nicht als etwas von außen Kommendes zu betrachten, sondern sie in Ihr Dasein zu integrieren. Und wenn Sie lernen, »das Mittelmaß zu lieben«.

Leben mit Schizophrenie

Dieser Krankheit haftet das größte Stigma in der fantasievollen Farbpalette psychiatrischer Diagnostik an. Früher bezeichnete man diese Erkrankung als »Dementia praecox«, was man als »vorzeitige Verblödung« übersetzen kann – ein furchtbarer Gruselbegriff. Die Bezeichnung »Schizophrenie« ist nicht viel besser, weil sie auf eine gespaltene Persönlichkeit hindeutet, was genauso gruselig ist. Nichts davon ist auch nur ansatzweise zutreffend – und zeigt, was für ein unmögliches Unterfangen es ist, psychischen Erkrankungen ein Etikett zu verpassen.

Schizophrenie ist die am schwersten fassbare psychische Erkrankung. Ihre Symptomatik ist ausgesprochen vielschichtig. Jeder Patient entwickelt ein ganz eigenes Krankheitsbild. Die Ursachen für ihre Entstehung sind noch immer unbekannt. Schwammig werden genetische und psychosoziale Faktoren aufgeführt, ohne das besondere Potenzial dieser Erkrankung zu berücksichtigen. Schizophrene sind oftmals sehr intelligent und haben eine große Fähigkeit zu abstraktem Denken.

Während sich die bipolare Erkrankung auf der Gefühlsebene abspielt, ist bei Schizophrenie hauptsächlich das Denken betroffen. Ein weiterer Unterschied ist der Krankheitsverlauf. Man spricht von einem schizophrenen »Schub«, weil sich die Krankheit langsam ins Denken des Betroffenen »schiebt«. Wegen der klaren Abgrenzung von gesunden und kranken Phasen spricht man dagegen bei Bipolarität von »Episoden«.

Eine manische Episode ist für den Betroffenen und sein Umfeld nicht lange auszuhalten. Ihnen geht nach einiger Zeit die Kraft aus. Der Schizophrene dagegen kann über Jahre in einem Schub verbleiben. Sein Umfeld bemerkt, dass etwas nicht stimmt, aber darauf angesprochen, kann der Schizophrene schnell wieder recht klar wirken.

Die lange Verweildauer in einem Schub macht die Erkrankung so gefährlich. In dieser langen Zeit kann der Geist, bildlich gesprochen, ein riesiges Gebäude erbauen. Liebevoll richtet er alle Zimmer nach den Vorlieben seines Besitzers ein. Es werden noch palastähnliche Nebengebäude geplant, nur die besten Materialien werden verwendet, und alles hat hier eine ganz besondere Bedeutung. Irgendwann beginnt sich der Betroffene in seinem Wahngebäude wohlzufühlen. Das ist besonders dann eine Gefahr, wenn seine wirkliche Welt mittlerweile vielleicht perspektivlos geworden ist. Wird er eventuell durch wiederkehrende Schübe an den Rand der Gesellschaft gedrängt, ist die erlebte Kränkung sehr groß. Dann existiert kein Gegengewicht zur verlockenden Glitzerwelt des Wahns.

Ein schizophrener Schub ist verheerend, und man kann ihn mit Medikamenten lindern. Es kann während der akuten Phase der Krankheit sehr wichtig sein, medikamentös einzugreifen. Denn je mehr Zeit der Betroffene in einem akuten Schub verbringt, desto schwerer wird es für ihn, wieder herauszufinden. Zumal er in dieser Zeit eine Gefahr für sich selbst darstellt. Meist wird jedoch an der hohen Akut-Dosis auch nach dem Abklingen der Symptome festgehalten. Das führt zu erheblichen Einschränkungen bei den Betroffenen. Die Medikamente stören und werden zu schnell reduziert oder ganz weggelassen, um diesen Einschränkungen zu entkommen. Das löst sofort den nächsten Schub aus.

Bei dieser Erkrankung ist beim Ausschleichen der Medikamente äußerste Vorsicht geboten. Man muss extrem kleinschrittig vorgehen und Jahre dafür einplanen. Um Absetzpsychosen zu vermeiden, kann es für einen an Schizophrenie Erkrankten sogar sinnvoll sein, eine geringe Dosis Neuroleptika beizubehalten.

Die Medikamente dürfen nicht so hoch dosiert sein, dass sie den Betroffenen daran hindern, sich Perspektiven aufzubauen. Es ist entscheidend für die Schwere des Verlaufs bei Schizophrenie, ob es dem Patienten gelingt, sich ein Leben aufzubauen, das er für lebenswert hält, in dem es Hoffnung und Bezugspersonen gibt.

Ein Leben voller Kränkungen und Niederlagen am Rande der Gesellschaft wird den Geist immer wieder dazu verleiten, in sein Wahngebäude zu fliehen. Es gibt noch weitere Faktoren, die einen schweren Verlauf begünstigen, wie mangelnde Krankheitseinsicht, fehlende Bezugspersonen oder Alkohol- und Drogenmissbrauch. Auch wer keinen Beruf erlernen konnte, dem fällt es schwer, wieder in der Gesellschaft Fuß zu fassen. Perspektiven, das Gefühl von Hoffnung und menschliche Fürsorge können den Verlauf von Schizophrenie positiv beeinflussen.

Bei genauerem Hinsehen stellt sich oftmals heraus, dass die ständig wiederkehrenden Schübe bei Schizophrenie sich meist dann einstellen, wenn die Patienten ihre Medikamente absetzen oder reduzieren. Auch deswegen ist es wichtig, gemeinsam mit dem Patienten eine Dosis zu finden, mit der die Einschränkungen gering gehalten werden können.

Manche Patienten vergessen auch einfach, ihre Medikamente einzunehmen, was genauso einen schizophrenen Schub auslösen kann. Dieser hat die Kraft, das mühsam aufgebaute Leben wieder zu zerstören. Daher kann für einige Menschen eine Depotspritze hilfreich sein. Diese wirkt über Wochen oder Monate und schützt vor Absetzpsychosen. Auch bei der Depotspritze ist es möglich, unter ärztlicher Aufsicht Schritt für Schritt die Dosis herabzusetzen. Allerdings sind nur wenige Neuroleptika als Depot auch gut verträglich und verfügbar.

Nach dem Durchleiden einer schizophrenen Psychose erleben viele Patienten ein Abflachen ihrer Gefühle. Das liegt nicht nur an den Medikamenten, sondern auch an der unvorstellbaren Intensität einer Psychose, während der Betroffene regelrecht elektrisiert ist. Er fühlt sich berufen, und sein

Leben ist von weltentscheidender Bedeutung. Daneben verblasst das Erleben in der gewöhnlichen Welt. Um wieder tief erleben und fühlen zu können, kann es vorkommen, dass der Patient sich regelrecht nach einer Krankheitsphase sehnt. Schizophrenie übt auf den Betroffenen einen gewissen Sog aus, dem er nur mit ausreichend Perspektiven widerstehen kann.

Psychische Krankheiten gehen vorbei und sind heilbar. Viele als schizophren diagnostizierte Menschen leben heute erfolgreich und anerkannt unter uns. Einige haben Bücher über ihr Erleben verfasst und widerlegen damit die angeblich schlechte Prognose dieser Erkrankung. Die Betrachtung und Entschlüsselung der Wahninhalte kann bei der Genesung wertvolle Hinweise darauf liefern, was der Betroffene verarbeiten oder verändern sollte. Achtet man dann noch darauf, die Medikamente extrem kleinschrittig zu reduzieren, oder behält man eine geringe Dosis Neuroleptika bei, kann das Wiederkehren der Erkrankung verhindert werden.

Im Grunde nutzt der schizophrene Wahn den gleichen Kanal wie Heilige und Schamanen in anderen Kulturen. Schamanen müssen vor ihrer Berufung extreme Krisen durchleiden. In Trance erleben sie Halluzinationen, Visionen und erhalten Zugang zu einer anderen Welt. Während ihrer Ausbildung lernen sie, ihre Kräfte zu lenken und zu kontrollieren.

Ravena Wolf ist eine von ihnen. Nachdem sie von ihrem Mann verlassen wird, gerät sie in eine existenzielle Krise. Immer wieder an ihre Grenzen gebracht, öffnet sich für sie überraschend das Tor zu einer anderen Wirklichkeit – eine Welt jenseits von Zeit und Raum. Sie lernt, ihre schamanischen Reisen in ihr tägliches Leben zu integrieren. In dem Buch *Die weiße Rabin. Eine schamanische Reise zur Quelle meiner Kraft* schreibt sie:

»Jedes Mal, wenn ich an der hohen Mauer der Nervenheilanstalt vorbeifahre, überkommt mich ein Schauern. Auch diese Abzweigung hätte meine werden können. Dann wäre diese weiße Schranke die Grenze meiner Welt geworden. Stattdessen überschritt ich die Grenze zu einer ganz anderen Welt. Einer Welt voller Lachen und Staunen.«[31]

Die Krankheit Schizophrenie wird uns vielleicht noch lange ein Rätsel bleiben, aber eines können wir von ihr lernen: Die Möglichkeiten des Geistes sind wesentlich größer und vielschichtiger, als wir das gemeinhin wahrnehmen.

Leben mit Fehlbehandlung

Es handelt sich um einen Arztfehler, wenn Sie nicht ausreichend über die medikamentöse Behandlung informiert werden. Der Arzt ist verpflichtet, Sie über Risiken, Nebenwirkungen oder Schwierigkeiten beim Absetzen aufzuklären.

Mangelnde Aufklärung stellt einen Verstoß gegen das sogenannte Patientenrechtegesetz § 630e BGB dar. Eine Straftat kann aber erst dann abgeleitet werden, wenn sich dadurch eine vorsätzliche oder fahrlässige Körperverletzung ergibt. Zivilrechtlich stellt eine Vernachlässigung der Aufklärungspflicht eine Verletzung des Behandlungsvertrages dar und kann einen Schadensersatz oder Schmerzensgeldanspruch nach sich ziehen, wenn der Patient belegt, dass er bei ordnungsgemäßer Aufklärung der Behandlung nicht zugestimmt hätte.

Wie gesagt: Werden die Medikamente nur für eine kurze

Zeit verschrieben, und zwar so lange, wie Beschwerden bestehen, können sie sehr hilfreich sein. Eine unreflektierte Dauerverschreibung von Psychopharmaka hingegen stellt eine Fehlbehandlung dar, denn eine Dauerbehandlung richtet mehr Schaden an, als sie nutzen kann. Bei einer dauerhaften Einnahme über Jahre oder gar Jahrzehnte stellen sich Gewöhnungseffekte und eine körperliche Abhängigkeit ein. Nachweislich kommt es auch unter Psychopharmaka-Einnahme immer wieder zu Rückfällen. Dennoch gehört es in dieser Medizinepoche zur Standardbehandlung, Menschen mit psychischen Problemen dauerhaft Medikamente zu verschrieben.

Vielen Menschen, denen in einer Krise Psychopharmaka aufgedrängt werden und die nun Schwierigkeiten haben, davon wieder loszukommen, fällt es schwer, mit der Situation Frieden zu schließen. Sie sind verständlicherweise wütend: »Mein Arzt hat mir gar nicht gesagt, dass ich von den Medikamenten impotent werde.« – »Ich wusste nicht, dass ich in solche Zustände gerate, wenn ich versuche, die Medikamente wieder abzusetzen. Das hat mir niemand gesagt.« – »Oh Gott, wenn ich gewusst hätte, was ich heute weiß, hätte ich das Zeug doch nicht fünfzehn Jahre lang genommen.« Um andere vor solchen Behandlungsfehlern zu schützen, spielen manche Patienten mit dem Gedanken, ihren Arzt zu verklagen.

Wir raten immer davon ab. Zum einen haben Ärzte eine sehr starke Lobby, und es sind immer andere Ärzte, die als Gutachter über Ihren Fall mitentscheiden. Unter Ärzten passt der berühmte Satz: »Eine Krähe hackt der anderen kein Auge aus.« Natürlich wäre es gut, mal wieder einen Präzedenzfall zu schaffen, um zu verhindern, dass Ärzte ihren Patienten weiterhin einreden können: »Die Medikamente machen nicht abhängig. Die können Sie einfach weglassen.«

Aber für den einzelnen klagenden Patienten bedeutet das sehr viel Stress emotionaler, psychischer und sicher auch finanzieller Art, und ein Gerichtsverfahren tut keinem Menschen gut.

Die Wut der Patienten ist dennoch leicht nachvollziehbar. Um hier wieder zu etwas mehr innerem Frieden zu gelangen, mag eine historische Betrachtung hilfreich sein. In der Vergangenheit gab es viel brutalere, erniedrigendere und grausamere Methoden, psychisch Kranke zu behandeln, als die heute gebräuchliche Dauermedikation. Früher hat man psychisch Kranke weggesperrt in karge Verliese, weil man einfach nicht wusste, dass diese Krankheiten episodenhaft verlaufen. Man dachte damals: »Einmal verrückt, immer verrückt.« Diese Menschen lebten in solch menschenunwürdigen Verhältnissen, dass sich ihr Gehirn der grausamen Realität dauerhaft verweigerte. Früher hat man psychisch Kranke gefoltert, in mechanischen Drehmaschinen bis zum Erbrechen herumgeschleudert oder so lange unter Wasser getaucht, bis die Misshandelten dachten, sie wären tot. Weil derjenige, der diese Torturen überlebte, als »Held« galt, nannten Mediziner diese Behandlungen »heroische Kuren«.

Jahrzehntelang entfernte man psychisch kranken Frauen die Gebärmutter, damit sie sich nicht fortpflanzen könnten. Und das passierte nicht nur während der Nazizeit, sondern auch noch viele Jahrzehnte später. Sobald eine psychische Erkrankung aktenkundig geworden ist, wird auch heute noch bei jedem Unterleibsproblem der Frau zur Entfernung der Gebärmutter geraten.[32] Im Unterschied zur Nazizeit darf sie heute mitentscheiden. Wir kennen leider Patientinnen, auf die in dieser Hinsicht starker Druck ausgeübt wurde.

Die Behandlungsmethoden an psychisch Erkrankten haben schon immer viel Schaden angerichtet. Wenn man, wie in diesem Buch beschrieben, die Medikamente in winzigen Schritten absetzt und dabei viel Zeit einplant, kann man den angerichteten Schaden sogar irgendwann wieder rückgängig machen. Bei einer herausoperierten Gebärmutter funktioniert das nicht.

Die historischen Betrachtungen können helfen, inneren Frieden zu schließen, obwohl man Medikamente schlucken muss, die man eigentlich nicht mehr braucht, die man aber einnehmen muss, weil das Absetzen nicht gelingt. Der Frieden mit der Situation, so wie sie ist, ist wertvoll für den Heilungsprozess und schafft die nötige Lockerheit im Umgang mit den Medikamenten.

Leben im Entzug

Ein Psychopharmaka-Entzug gehört zum Schlimmsten, was ein Mensch erleben kann. Jeder gescheiterte Versuch erschwert das Vorhaben, die Medikamente loszuwerden. Die körperlichen Symptome, die sich einstellen können, werden überlagert von psychischen Problemen, die auf das Misslingen vergangener Versuche zurückzuführen sind. Es entsteht Angst vor dem Absetzen. Diese feuert die Entzugsproblematik an. Der Gedanke an alles, was beim letzten Mal durchlitten werden musste und der Grund dafür war, die Medikamente wieder anzusetzen, lässt den Adrenalinspiegel steigen. Es wird immer schwieriger, ruhig und gelassen zu bleiben. Die Angst hat das Zepter übernommen.

Aber nicht nur missglückte vorangegangene Entzüge erschweren das Absetzen. Selten wird sich ein Mensch so allein gelassen fühlen wie beim Entzug von Psychopharmaka. Es gibt für fast jede Erkrankung Diagnosemethoden, angebotene Therapien und Betroffene, die über ihre Erkrankungen berichten. Der Absetzwillige dagegen ist so gut wie immer vollkommen auf sich allein gestellt. In der Regel leugnen seine behandelnden Ärzte die Ursache seiner Beschwerden. Auch wenn er genau spürt, dass die Probleme vom Absetzen der Psychopharmaka verursacht werden, wird ihm eingeredet, er sei psychisch krank und brauche eben seine Medikamente. Umso wichtiger ist ein unterstützendes Umfeld, das über den Absetzwunsch informiert ist.

Stress muss in dieser Zeit so weit wie möglich reduziert werden. Viele Menschen, die Psychopharmaka absetzen, sind nicht oder nur bedingt arbeitsfähig. Manche werden erstmals berufsunfähig. Dennoch ist der wichtigste Rat, den wir hier geben können, sich nicht vollkommen von dem Geschehen »auffressen« zu lassen. Weit verbreitet ist bei den Betroffenen der Gedanke, ihr Leben auf die Zeit nach dem Entzug zu verschieben. Besser ist es, stattdessen auch die Zeit des Reduzierens sinnvoll zu gestalten. Die Ruhe, die durch die eventuell auftretende Arbeitsunfähigkeit entsteht, sollte nicht dazu verwendet werden, um auch noch nach dem kleinsten Symptom zu suchen. Das schürt zusätzliche Angst.

Genauso wichtig ist, nicht alle körperlichen und psychischen Beschwerden den Medikamenten und dem Entzug zuzuordnen. Das kann einen großen Abscheu auf die Medikamente hervorrufen. Manche Menschen verlagern diesen Abscheu auf sich selbst, da sie es ja sind, die diese schädlichen Medikamente einnehmen. Das öffnet die Tür für Depressionen. Wenn während des Entzuges Symptome auftreten, ist es eigentlich egal, woher sie kommen. Man wird versuchen, die Beschwerden zu lindern. Die Verteufelung der Medikamente hilft nicht weiter.

Viele sind von der großen Angst geplagt, ihr Gehirn mit der Einnahme von Psychopharmaka dauerhaft zu schädigen. Das ist unserer langjährigen Erfahrung nach nicht der Fall. Es kann zwar lange dauern, bis sich das Gehirn von dem Eingriff in sein System erholt. Aber man sollte die regenerative Kraft des Nervensystems nicht unterschätzen und das Vertrauen in die eigene Gesundheit bewahren. Die Patienten machen einen Medikamenten-Entzug durch, sind aber nicht psychisch krank.

Menschen im Entzug geht es in der Regel nicht gut, der Schlaf ist gestört, und sie werden noch empfindsamer, als sie es ohnehin schon sind. Viele Betroffene sind der Ansicht, eine Psychotherapie in dieser Zeit würde helfen. An dem Gedanken ist eigentlich nichts auszusetzen, wenn der Therapeut zur Stabilisierung beiträgt. Eher abraten würden wir allerdings in der Zeit des Entzuges von analytischen Therapien, bei denen nach verborgenen Traumen gesucht wird, was eine zusätzliche Belastung darstellt. Aus ähnlichen Gründen würden wir auch in der Entzugszeit von einer Traumatherapie abraten. Sie kann eine wertvolle Hilfe sein, aber während der Medikamentenreduzierung entstehen dadurch möglicherweise weitere Probleme.

Damit das Leben nicht vollkommen vom Entzugsgeschehen vereinnahmt wird, ist es wichtig, nicht ungeduldig zu werden und für den Medikamenten-Entzug genügend Zeit einzuplanen. Leben im Entzug bedeutet vor allem, den Schwerpunkt auf »Leben« zu setzen und nicht auf »Entzug«.

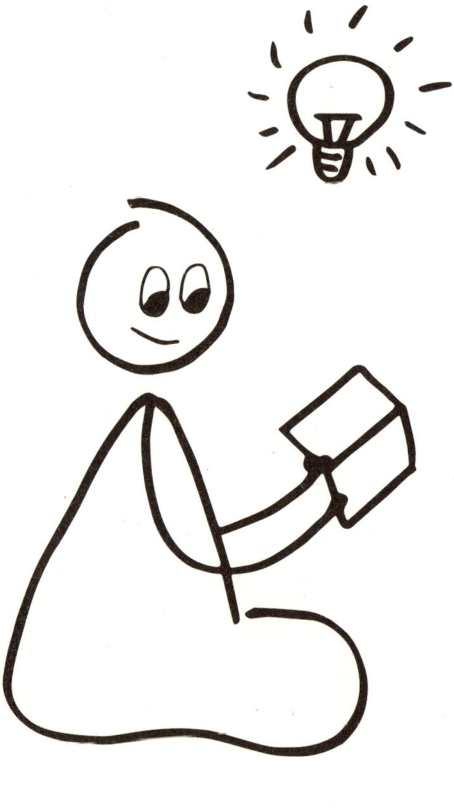

3 Informationen und Tipps

Psychopharmaka

Biochemie

Trotz jahrzehntelanger intensiver Forschung sind alle Versuche gescheitert, psychische Krankheiten biochemisch abzubilden. Den meisten Menschen, die sich in psychiatrische Behandlung begeben, wird dennoch erklärt, es läge in ihrem Gehirn eine Stoffwechselstörung vor, die man mit Medikamenten beheben kann. Die Wahrheit ist, wir kennen die stofflichen Ursachen von psychischen Erkrankungen nicht und können sie auch nicht lokalisieren. Nicht mal dafür, ob es sich bei psychischen Störungen überhaupt um Erkrankungen des Gehirns handelt, gibt es einen Beleg.[33]

Für eine psychiatrische Diagnose existieren keine biochemischen Parameter, mit denen wir zwischen gesund und krank unterscheiden können. Deshalb gibt es beim Psychiater auch keine Laboruntersuchungen. Lediglich die Nebenwirkungen der Medikamente auf andere Organe wird überprüft, wenn Ihnen ein Psychiater Blut abnimmt. Selbst eine Magnetresonanztomografie (MRT) bietet bei der Diagnose von psychischen Krankheiten keine Hilfe. Diese Untersuchung wird nur durchgeführt, um Blutungen, Tumoren oder andere Anomalien im Gehirn auszuschließen.

Ein weiterer Faktor, den die psychiatrische Medizin unterschätzt, ist die Funktion der Blut-Hirn-Schranke. Sie ist eine Barriere zwischen dem Blut und der Hirnsubstanz und hat eine hochselektive Filterfunktion. Wie der Türsteher eines exklusiven Clubs lässt sie nur ausgewählte Moleküle hinein. Jeder Mensch besitzt eine anders arbeitende Blut-Hirn-Schranke.[34] Deshalb kann unmöglich vorhergesagt werden, wie viel Wirkstoff eines Psychopharmakons im Gehirn ankommt und wie lange es dort verbleibt.

Noch immer haben wir die Funktionen des Gehirns nicht entschlüsselt. Seine Netzwerkfähigkeit können wir nur erahnen. »Allein schon aufgrund der unvorstellbaren Komplexität des Gehirns erscheint es mehr als fragwürdig, psychische Störungen auf das Fehlverhalten einiger weniger seiner biochemischen Akteure herunterbrechen zu wollen«,[35] schreibt der Pharmazeut und Wissenschaftsjournalist Felix Hasler.

Viele psychische Krankheiten, wenn nicht sogar die meisten, spielen sich auf der Ebene der Gedanken ab. Noch immer wissen wir nicht, wie ein Gedanke entsteht, und wir können ihn auch nicht messen. Deshalb ist die Sicherheit von Experten, die behaupten, es handle sich bei psychischen Erkrankungen um Stoffwechselstörungen des Gehirns, durch nichts gerechtfertigt. Ansonsten müsste der angeblich gestörte Stoffwechsel in die Diagnose mit einfließen. Aber das ist bei keiner der knapp 400 psychiatrischen Diagnosen, die im Handbuch für Psychiater beschrieben werden, der Fall.

Ein aktueller Versuch scheiterte zuletzt im Jahr 2019. Ein Expertenteam um den niederländischen Forscher Andre Marquand hatte bei über 800 Patienten versucht, biologische Parameter für die Krankheit Depression zu finden.[36] Es wurde untersucht, ob es genetische oder biochemische Faktoren gibt, die diese Erkrankung begünstigen. In dieser umfangreichen Studie wurden auch noch andere Faktoren berücksichtigt, wie das Körpergewicht, die Körpergröße, der Gehirnwachstumsfaktor BDNF, der Cortisolspiegel, Entzündungsfaktoren sowie der Vitaminstatus. Auch das Alter, das Einkommen und die Ausbildung wurden mit einbezogen. Wie in allen anderen, zum Teil groß angelegten Studien zuvor konnten keine biologischen Parameter gefunden werden, die an eine Depression geknüpft waren. Vielleicht suchen wir an der falschen Stelle.

Psychische Krankheiten sind immer auch Sinnkrisen oder werden aus solchen hervorgerufen. Lebenssinn wird höchst individuell empfunden und lässt sich mit den derzeitigen Methoden biochemisch nicht abbilden. Auch der Weg heraus aus einer psychischen Krise ist ein individueller Weg, der nicht an Parametern festgemacht werden kann.

Psychopharmaka werden mithilfe von Tierversuchen entwickelt. Tiermodelle sind in diesem Bereich wenig hilfreich, denn Tiere leiden nicht unter Sinn- oder Denkstörungen, Grübelzwang oder Schlafstörungen. Auch lassen sich menschliche Verhaltensweisen nicht mit Tiermodellen abbilden. Das stellt die Pharmaforschung schon seit Längerem vor Schwierigkeiten. Auch weil die Gabe ihrer Medikamente keine einheitlichen Ergebnisse herbeiführt, haben sich die meisten großen Pharmafirmen aus der neuropsychiatrischen Forschung zurückgezogen oder sie stark reduziert. Jetzt muss dieses Wissen nur noch in der Behandlung der Patienten ankommen, denn es ist unsinnig, dauerhaft in ein System einzugreifen, das wir überhaupt nicht verstehen.

Serotonin

Serotonin gilt als Glückshormon und als Heilmittel gegen Depressionen. Immer noch wird behauptet, bei einer Depression läge ein Serotoninmangel vor und deshalb müssten serotoninsteigernde Medikamente verordnet werden. Die

»Serotonin-Hypothese« der Depression ist zum ersten Mal als Vermutung im Jahr 1967 aufgestellt worden und geriet danach in Vergessenheit.[37] Erst mit der Markteinführung des Antidepressivums Prozac (Fluoxetin) in den 1980er-Jahren wurde sie mit einer milliardenschweren Werbekampagne wiederbelebt.

Mit den Methoden der modernen Gehirnforschung konnte diese These nur wenige Monate später überprüft werden.[38] Es war möglich geworden, die Serotoninkonzentration in der Gehirnflüssigkeit (dem Liquor) zu messen. Es wurden die Serotoninwerte während einer Depression und nach der Besserung bestimmt. Nie zeigte sich ein einheitliches Bild. Mal waren die Werte der genesenen Patienten erhöht, manchmal erniedrigt, und manchmal gab es keine Veränderung. Die Besserung einer Depression ist nicht an den Serotoninwert gekoppelt.[39] Spätestens seit Mitte der 1990er-Jahre gilt die Serotoninhypothese als widerlegt. Doch es war zu spät, um sich in Würde davon zu verabschieden. Zu vielen Menschen gefiel diese Theorie, mit der sich hervorragend Medikamente verkaufen ließen.

Unter seriösen Forschern spielt der Botenstoff Serotonin schon lange keine Rolle mehr. Dass die Wirkung von Serotonin im Gehirn überschätzt wird, zeigt auch die Verordnung des antidepressiven Medikaments Tianeptin. Es senkt nachweislich den Serotoninspiegel im Gehirn ab, und trotzdem sagt man ihm die gleiche antidepressive Wirkung nach wie den serotoninsteigernden Medikamenten.

Viel verlässlicher als im Gehirn ist die Wirkung von Serotonin auf den Körper. Erstmalig wurde Serotonin im Darm des Menschen entdeckt. 90 Prozent des menschlichen Serotonins befinden sich außerhalb des Gehirns, nämlich im Blut und im Darm. Dort hat es einen Einfluss auf die glatte Muskulatur und scheint in erheblichem Ausmaß die Sexualität zu blockieren.

Die Zielmoleküle der SSRI-Antidepressiva sind also im Darm in wesentlich höherer Anzahl vorhanden als im Gehirn. Der Weg der Tablette durchläuft den gesamten Magen-Darm-Trakt, und ihre Freisetzung erfolgt im Dünndarm. Es ist überhaupt nicht möglich abzusehen, wie viel des Wirkstoffs im Gehirn überhaupt ankommt. Das ist bei jedem Menschen unterschiedlich. Es ist möglich, dass bei manchen der Wirkstoff im Darm fast vollständig aufgenommen wird und im Gehirn nichts mehr ankommt. Vielleicht ist das der Grund, weshalb bei manchen Patienten gar keine psychotrope Wirkung erzielt wird. Und vielleicht ist das auch der Grund, weshalb so viele Menschen auf die Einnahme von Antidepressiva mit starken Verdauungsbeschwerden reagieren.

Der dänische Arzt und Bestsellerautor Peter Gøtzsche schreibt in seinem Buch *Tödliche Medizin und organisierte Kriminalität*:

> »Bis 2003 verbreitete die britische Arzneibehörde in Informationsbroschüren für Patienten das Märchen vom Serotoninmangel als Ursache für Depressionen. Niemand weiß, warum SSRIs die Wirkung haben, die man beobachtet hat, aber mit Glück haben sie kaum etwas zu tun. Ihre auffallendste Nebenwirkung sind sexuelle Störungen … Die Medikamente hätten daher als hochwirksame Mittel zur Beseitigung des Sexuallebens vermarktet werden müssen – aber dann wären nicht viele Pillen verkauft worden.«[40]

Das Festhalten am »Märchen vom Serotoninmangel« entspringt dem menschlichen Wunsch, mit dem Schlucken einer einfachen Pille ein sehr vielschichtiges Problem zu lösen. Dass das Märchen schon lange erzählt wird, macht es nicht unbedingt wahrer. Tatsächlich scheint die dauerhafte Einnahme von Antidepressiva den Serotoninspiegel sogar abzusenken. Im Jahr 2017 hat der japanische Forscher H. S. Yoon in einer groß angelegten Studie über drei Jahre Patienten untersucht.[41] Die eine Gruppe nahm dauerhaft Antidepressiva, die andere Gruppe nicht. Nach einem halben Jahr war der Serotoninspiegel im Gehirn bei der Antidepressivagruppe deutlich niedriger als in der Kontrollgruppe. Das verwirrte die Fachwelt.

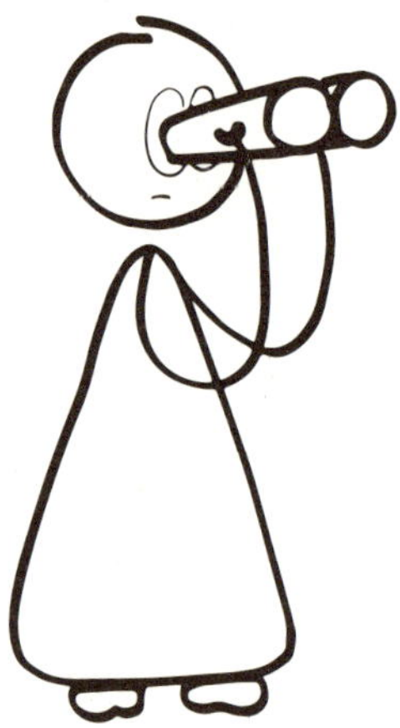

Es scheint: Je mehr Wissen wir über den mystischen Botenstoff Serotonin anhäufen, desto unschärfer wird das Bild.

Antidepressiva

Es gibt hochwirksame Psychopharmaka, deren Wirkung zuverlässig eintritt. Sie sind ein Segen für Menschen in psychischen Krisen. Antidepressiva gehören nicht dazu.[42] Zu selten tritt eine Wirkung ein, und der Schaden ist häufig höher als ihr Nutzen. Sie nehmen aus vier Gründen eine Sonderrolle unter den Psychopharmaka ein:

- die übermäßige und leichtfertige Verschreibung,
- der verzögerte Eintritt der Wirkung,
- die dauerhaften sexuellen Funktionsstörungen,
- das stark verzögerte Auftreten von Entzugserscheinungen.

Antidepressiva sind die am häufigsten verschriebenen Psychopharmaka. Im Jahr 2019 verordneten Ärzte in Deutschland 1,6 Milliarden Tagesdosen Antidepressiva. Das ist achtmal so viel wie 1991.[43]

Die Schweizer Erfolgsautorin Milena Moser erlitt nach der Geburt ihres zweiten Kindes eine schwere Depression. In ihrem biografischen Buch *Schlampenyoga* beschreibt sie ihre Erfahrungen:

> »Die Psychiaterin verschrieb mir gleich zwei Medikamente … ›Ich muss mir das überlegen‹, sagte ich. ›Überlegen? Da gibt es nichts zu überlegen!‹ Ihre Stimme klang schärfer, als es mir angebracht schien. ›Ihre Depressionen sind chronisch. Wenn Sie die Medikamente nicht nehmen, werden Sie in die Klinik eingeliefert – und da, das kann ich Ihnen versprechen, fragt dann niemand mehr, was Sie wollen!‹ Ihr Ausbruch erschreckte mich. Ich wich etwas zurück. ›Woher wissen Sie das?‹, fragte ich trotzig. ›Sie kennen mich doch erst seit 10 Minuten.‹«[44]

Antidepressiva werden so leichtfertig verschrieben, als wären sie harmlose Bonbons.[45] Wie jede andere auf den Gehirnstoffwechsel einwirkende Substanz besitzen auch Antidepressiva ein hohes Abhängigkeitspotenzial. Sie sind jedoch schwerer abzusetzen als fast alle übrigen psychotropen Stoffe. Das Tückische an Antidepressiva ist ihre verzögerte Entzugsproblematik. Noch Monate nach der letzten Tabletteneinnahme können sogenannte »Entzugswellen« die Patienten aus ihrem Alltag herausreißen. Dann, wenn sie schon gar nicht mehr damit gerechnet haben.

Da den Menschen immer noch erzählt wird, Antidepressiva machen nicht abhängig, bringen die meisten die oft schwerwiegende Symptomatik nach so langer Zeit nicht mehr mit den Tabletten in Zusammenhang. Sie sind überzeugt, schwer kranke Menschen zu sein. Es können Jahre vergehen, bis die Patienten erkennen, dass sich beim Absetzen stets ein Muster wiederholt. Egal, in welcher Lebenssituation die Medikamente abgesetzt werden, entstehen immer wieder die gleichen Schwierigkeiten. So verliert der Patient Jahre, in denen sich die Abhängigkeit verfestigt. Weil so viele Menschen von Antidepressiva nicht wieder loskommen, gibt es unter Ärzten das geflügelte Wort »Einmal Antidepressiva, immer Antidepressiva«.

Dieser Satz bedeutet für viele Menschen einen dauerhaften Verzicht auf ein funktionierendes Sexualleben. Bei bis zu 80 Prozent der Konsumenten von SSRI-Antidepressiva kommt es zu sexuellen Funktionsstörungen.[46] Diese können sogar andauern, wenn die Medikamente bereits abgesetzt sind. Auf diese Problematik gehen wir im Kapitel »Fragen und Antworten« detaillierter ein. Von keiner anderen Medikamentengruppe ist bekannt, dass sie in einem solchen Ausmaß die Sexualität beeinträchtigen kann. Aus Scham wird darüber kaum gesprochen, obwohl es für einen Arzt verpflichtend ist, dies vor der Verschreibung anzusprechen.

Auch der verzögerte Wirkeintritt könnte den Konsumenten skeptisch machen. Nimmt er beispielsweise ein Neuroleptikum oder ein Schlafmittel ein, kann er innerhalb von kurzer Zeit eine Veränderung im Körper bemerken. Bei Antidepressiva ist das anders, sie sollen erst nach zwei bis drei Wochen eine Wirkung erzielen. Das ist unlogisch, denn direkt nach der Einnahme ist die Erhöhung der Serotoninkonzentration im Gehirn bereits messbar. Warum eine Wirkung erst nach drei Wochen ankommen soll, konnte bisher kein Forscher erklären.

Nicht nur für den Patienten nehmen Antidepressiva eine Sonderrolle ein, sie stellen auch die Forscher vor eine große Herausforderung. Bei den meisten Psychopharmaka gibt es eine Leitsubstanz, an der die Wirksamkeit der anderen Medikamente derselben Stoffklasse gemessen wird. Bei den Neuroleptika ist das beispielsweise Haloperidol und bei den Schlafmitteln Diazepam. Bei Antidepressiva gibt es keine Leitsubstanz. Diese Medikamente wirken derart unspezifisch und auch selten, dass es keine Referenz gibt. Aus diesem Grund ist es für Pharmaunternehmen leicht, ein Medikament als Antidepressivum zuzulassen. Mehrere Wirkstoffe, die ursprünglich ganz andere Krankheiten beheben sollten, wurden letztendlich Antidepressiva. Prozac sollte beispielsweise ursprünglich ein Blutdrucksenker werden und Agomelatin ein Mittel gegen Jetlag.

In der Unspezifität dieser Medikamente liegt auch die Ursache der massenhaften Verschreibung begründet, denn Antidepressiva kommen bei vielen Leiden zum Einsatz. Sie werden verschrieben bei Migräne, Rückenleiden, allgemeinen Schmerzen, Fibromyalgie, bei Reizdarmsyndrom und standardmäßig in Altersheimen. Und natürlich werden sie auch bei vielen anderen psychischen Beschwerden eingesetzt. Bei Zwängen, Angst- und Borderline-Störungen sowie ironischerweise auch, um Entzugserscheinungen abzumildern.

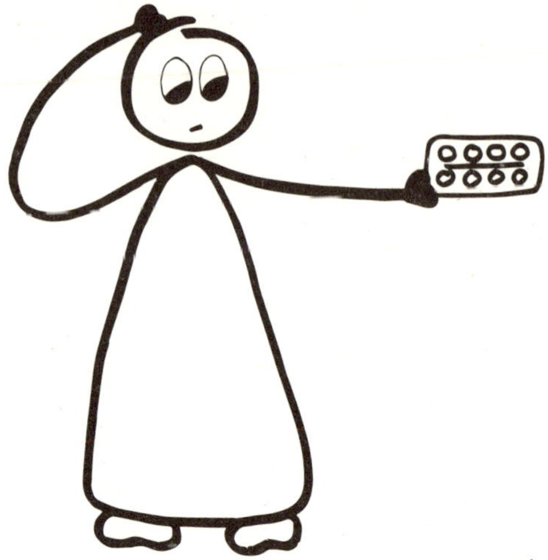

Der Name ist hier also nicht Programm. Antidepressiva sind alles Mögliche, aber ganz bestimmt keine hochwirksamen, spezifischen Mittel gegen Depressionen.

ADHS-Medikamente

Seit vier Jahrzehnten werden Kinder und Jugendliche mit Amphetaminen behandelt, die sich nicht von der illegalen Straßendroge »Crystal Meth« unterscheiden.[47] In Deutschland wird hauptsächlich Methylphenidat (Ritalin) verschrieben, was ein Amphetamin-Abkömmling ist und unter das Betäubungsmittelgesetz fällt. In der Zeit von 1991 bis zum Jahr 2019 ist die Zahl der verordneten Tagesdosen von 0,4 Millionen Tabletten auf 56 Millionen Tabletten Ritalin angestiegen. Das ist ein Anstieg um sagenhafte 14 000 Prozent.[48] Mittlerweile sind weitere Medikamente für die Behandlung des Aufmerksamkeitsdefizit-Hyperaktivitätssyndroms (ADHS) zugelassen. Darunter fällt Atomoxetin (Strattera),[49] das chemisch fast identisch mit dem Antidepressivum

Prozac ist. Auch der als Blutdrucksenker entwickelte Wirkstoff Guanfacin wird zur ADHS-Behandlung von Kindern eingesetzt. In Deutschland wird er unter dem Namen »Intuniv« vermarktet.

ADHS-Medikamente werden oft bei schulischen Problemen eingesetzt. Häufig verbessern sich dadurch kurzfristig die Konzentration und die schulischen Leistungen. Auch im Zweiten Weltkrieg wurde Crystal Meth als sogenannte »Panzerschokolade« an Soldaten verteilt. Damit sollten Konzentration, Marschgeschwindigkeit und Opferbereitschaft der Wehrmacht erhöht werden. Viele Soldaten wurden davon süchtig.

ADHS ist zudem eine unscharfe Diagnose.[50] Diese erhalten Kinder, die unaufmerksam, »hyperaktiv« und impulsiv sind. Phasenweise trifft das aber auf fast alle Kinder zu. Deshalb sind diese Kriterien zur Diagnose einer Krankheit nicht brauchbar. Es wird zudem gern vergessen, wie schwierig es häufig ist, die ADHS-Medikamente wieder loszuwerden.[51] Bei jahrelanger Einnahme ist von einer Sucht auszugehen. Die Jugendlichen erleben starke Einbrüche, wenn sie die ADHS-Medikamente absetzen wollen. Manchmal gelingt das auch im Erwachsenenalter nicht.

Leon Eisenberg ist der Erfinder der ADHS-Diagnose. Im Jahr 2009, kurz vor seinem Tod, empfing er den deutschen Medizinjournalisten Jörg Blech. Er gestand ihm, dass ADHS ein Paradebeispiel für eine erfundene Erkrankung sei. Entsetzt zeigte er sich davon, wie inflationär diese Diagnose angewendet wird, und distanzierte sich von seinem Lebenswerk.[52]

Lithium

Lithium ist eigentlich kein Medikament im herkömmlichen Sinne, sondern ein in der Erde vorkommendes Leichtmetall. Oft wird es als letzte Rettung angepriesen, insbesondere Menschen, die mehrere krankhafte Episoden erlebt haben, bei denen sich die Symptome nicht bessern, oder die fast alle Psychopharmaka ausprobiert haben und trotzdem wieder krank wurden. Also Menschen, die völlig verzweifelt sind. Ihnen allen wird ein Element, das im Jahr 1871 entdeckt wurde, als große Hoffnung verkauft.

Meist wird Lithium als zusätzliches Medikament empfohlen, ohne die anderen abzusetzen. Statt zuzugeben, dass er mit seinem Latein am Ende ist, präsentiert der Arzt dann Lithium, so als hätte er ein Ass im Ärmel, und versucht damit, sein Gesicht zu wahren. Mit den Worten »Nehmen Sie das, es wird Ihnen helfen« verordnet er ein Medikament, obwohl hier eigentlich ein sehr sorgfältiges Abwägen angebracht wäre.

Helfen kann Lithium unter bestimmten Umständen sogar wirklich. In der Prophylaxe bei *wiederkehrenden* manischen Episoden und nach *mehreren* stationären Aufenthalten hat es durchaus Erfolge zu verzeichnen. Lithium scheint bei einem solchen Krankheitsverlauf dem manischen Erleben und dem ständigen Wechsel in der Stimmung die Spitzen zu nehmen. Menschen, die unter starken Manien leiden und anschließend in Depressionen abtauchen oder umgekehrt, berichten, dass die extremen Schwankungen unter Lithium seltener geworden sind. Dies geschieht vermutlich, weil Lithium außergewöhnlich schlapp macht und ein Leben voller Aufs und Abs nicht mehr möglich ist. Der Betroffene ist dafür einfach zu müde. Außerhalb dieser Indikation und auch nach einer Ersterkrankung raten wir von Lithium ab.

Nicht einmal bei der neuformulierten Erkrankung »Bipolar-II-Störung« halten wir Lithium für ratsam.[53] »Bipolar II« soll bedeuten, dass die Manien und Depressionen nicht stark ausgeprägt sind, wodurch diese Diagnose kaum von ganz normalen, lebenstypischen Stimmungsschwankungen abgrenzbar ist. Leider wird Lithium auch oft in der Depressionsbehandlung eingesetzt, hier ist es wegen seiner starken Dämpfung eher schädlich.[54]

Lithium wurde zunächst als Schmierstoff in Ölen, aber auch im Bereich der Glasherstellung eingesetzt. Später wurde es als Derivat in Wasserstoffbomben zur Kriegsführung genutzt. Heute ist es der wichtigste Rohstoff für Batterien und Akkugeräte. Als man entdeckte, dass Lithium auch als Spurenelement im menschlichen Körper vorkommt, wurde sofort versucht, daraus ein Medikament zu entwickeln. Anders als beispielsweise Eisen konnte aber bislang niemand diesem Element eine besondere Funktion im Körper zuordnen. Alle Versuche, Lithium zur Bekämpfung von körperlichen Krankheiten einzusetzen, scheiterten.[55]

Aber wozu gibt es denn psychiatrische Krankheiten? Diese sind so unspezifisch, dass die Medikamentenhersteller sicher waren, hier fündig zu werden. Sie wurden nicht enttäuscht. Im sogenannten »Goldgräberzeitalter für Medikamentenhersteller« – den 1950er-Jahren – gab es noch keine klaren Vorschriften. Die Hersteller konnten ohne ausgiebige Tests sehr schnell neue Medikamente zulassen. Fast alle heutigen Psychopharmaka fanden übrigens in diesem Zeitraum ihren Weg auf den Markt.

Im Jahr 1949 begannen die Psychiater, mit Lithium zu experimentieren.[56] Sie injizierten ein paar Meerschweinchen eine Lithiumlösung. Diese wurden allesamt ruhiger und hatten eine niedrigere Erregungsschwelle. Die Wissenschaftler waren begeistert und sicher, diesen Effekt auch auf den

Menschen übertragen zu können. Später fand man heraus, dass der »beruhigende« Effekt bei den Tieren auf eine Leichtmetallvergiftung zurückzuführen war, was die niedrigere Erregbarkeit und die Mattigkeit erklärte. Aber man ließ sich davon nicht stören, der Funke war übergesprungen. Bereits ein Jahr später probierte man Lithium an manisch-depressiven Patienten aus. Oh, was für eine Magie! Sie wurden alle ruhiger. Wer will schon etwas von einer Leichtmetallvergiftung wissen, wenn es nach Nobelpreis riecht?

Dem Patienten, der sich in seiner Not an jeden Strohhalm klammert, werden die zum Teil schwerwiegenden Nebenwirkungen von Lithium meist verschwiegen. Er wird oftmals nicht darüber informiert, dass von nun an regelmäßig und in kurzen Abständen sein Blut überwacht werden muss. Übersteigt nämlich der Anteil des Lithiums im Blut eine gewisse Schwelle, kann es zu Vergiftungen mit lebensbedrohlichen Konsequenzen kommen. Auch die Schilddrüsen-, Leber- und Nierenwerte müssen während der Einnahme ständig kontrolliert werden. Die Liste der Nebenwirkungen von Lithium ist lang und schwerwiegend.[57] Es kann zu massiven Beeinträchtigungen der Muskelfunktion kommen, die Gliedmaßen zittern und zucken oder lassen sich gar nicht mehr bewegen. Übelkeit, Erbrechen, Herzrhythmusstörungen, irreversible Schilddrüsenunterfunktion stehen genauso auf dem Programm wie starke Gewichtszunahme und Schwindel. Die gravierendste Auswirkung hat Lithium auf die Niere, die die Aufgabe hat, Schadstoffe wieder auszuscheiden. Schwierigkeiten mit der Niere treten bei fast allen Lithium-Langzeitpatienten auf. Die Niere wird durch das Leichtmetall so stark belastet, dass es zu Funktionsstörungen kommen kann. Es kommt auch vor, dass die Nierenzellen Lithium für Natrium halten, weil die beiden Stoffe sich chemisch sehr ähnlich sind, was eine Fehlsteuerung zur Folge hat, bei der die feinen Gefäße der Niere zerstört werden können. Nicht selten endet eine Dauereinnahme von Lithium an der Dialyse.

Lithium ist zudem nicht leicht abzusetzen. Rund 80 Prozent der Patienten mit manisch-depressiver Erkrankung erleben nach dem Absetzen von Lithium einen Rückfall.[58] Deswegen ist Lithium eigentlich eine Lebensentscheidung, die sorgsam abgewogen werden muss. Man sollte wissen, das Lithium auch in sehr geringen Dosen wirksam sein kann. Es gibt Patienten, bei denen bereits eine halbe Tablette ausreicht, um einen Effekt zu erzielen. In sehr hohen Dosierungen kann Lithium wie gesagt toxisch wirken.

Viele Homöopathen berichten sogar von guten Erfahrungen mit Lithium in stark verdünnter (potenzierter) Form. Auch diesen Kleinstdosierungen wird ein stabilisierender Effekt nachgesagt, ohne dass schwerwiegende Nebenwirkungen zu befürchten sind.[59] Bevor man sich für das Medikament in schulmedizinischer Dosierung entscheidet und es später nur schwer wieder loswird, kann sich also ein Versuch mit Lithium als homöopathische Arznei lohnen.

Retardpräparate

»Retard« bedeutet, der Wirkstoff in der Tablette wird verzögert freigesetzt. Er ist an einen Trägerstoff gebunden, der sich nur langsam auflöst. So kommt der Wirkstoff nur nach und nach im Körper an. Diese Möglichkeit wurde entwickelt, damit die Nebenwirkungen nicht so stark spürbar werden. Ob das ein Vorteil ist, sei dahingestellt. Denn eine heftige Reaktion auf die Einnahme eines Medikaments kann ein Hinweis darauf sein, dass das Präparat nicht vertragen wird.

In psychiatrischen Krankenhäusern wird meist, sofern

erhältlich, die retardierte Version verwendet. Dort ist man froh, wenn der Patient die Medikamente nicht so stark spürt. Das erspart leidige Diskussionen über den Sinn der Einnahme. Es ist gut, wenn man sich vorab informiert, ob man die retardierte oder die unretardierte Form erhält. Denn man kann Retardpräparate nicht zerkleinern. Beim Teilen von Retardtabletten wird der Wirkstoff von der Trägersubstanz gelöst. Dadurch wird er unmittelbar im Körper freigesetzt, und der Verzögerungseffekt geht verloren. Jeder Patient, der ein solches Medikament absetzen möchte, muss vorher auf die unretardierte Form umstellen.[60] Eine Umstellung von der retardierten auf die unretardierte Form verläuft aber oftmals nicht so glatt, wie man das gern haben möchte. Bei Neuroleptika kann es vorkommen, dass der Patient trotz gleichbleibender Dosis viel stärker gedämpft ist. Er kommt morgens nicht mehr aus dem Bett und kann unter Umständen auch kein Auto mehr fahren. Auch ein Wechsel auf die unretardierte Form bei Antidepressiva kann ein mühevoller Weg sein, weil der Körper manchmal reagiert, als bekäme er ein neues Medikament.

Der Wechsel auf die unretardierte Form sollte nicht von heute auf morgen vorgenommen werden. Man sollte Zeit dafür einplanen. Im Schnitt dauert diese Umstellung ungefähr drei Wochen. Allen Menschen, die planen, Psychopharmaka nur kurzfristig einzunehmen, ist in jedem Fall die unretardierte Form zu empfehlen. Sollten die Nebenwirkungen des Medikaments zu stark sein, kann dies darauf hinweisen, die Dosierung zu verringern. Viele unserer Patienten nehmen die Medikamente weit unterhalb der empfohlenen Wirkschwelle ein und spüren trotzdem eine Wirkung. Die Mindestdosierungen sind von den Pharmafirmen vorgegeben, die natürlich an jedem Milligramm, das mehr eingenommen wird, auch mehr verdienen. Wir empfehlen grundsätzlich, die Dosierung so weit zu minimieren, bis der kritische Punkt erreicht ist und Entzugssymptome verspürt werden. Dieser ist bei jedem Menschen anders. Es lohnt sich, diese Schwelle kennenzulernen und sich von Dosierungsangaben zu lösen.

Generika

Generika sind wirkstoffgleiche Nachahmerpräparate von Arzneimitteln, die bereits viele Jahre auf dem Markt sind und deren Patentschutz abgelaufen ist. Üblicherweise erhalten Patienten bei einem stationären Aufenthalt die Medikamente des Originalherstellers.[61] Das hat einen einfachen Grund. Die Pharmafirmen stellen den Krankenhäusern ihre teuren Originale oft kostenlos oder vergünstigt zur Verfügung. Und die Pharmafirmen wissen, dieses Sponsoring lohnt sich für sie. Denn Psychopharmaka werden in Deutschland standardmäßig, insbesondere wenn ein Krankenhausaufenthalt notwendig geworden ist, bis ans Lebensende empfohlen.[62] In der Regel bleibt der Patient dann bei dem Originalpräparat. Ohne dass offen darüber gesprochen wird, bereitet nämlich ein Herstellerwechsel den meisten Patienten einige Schwierigkeiten.[63] Wie schon beschrieben, ist der Gehirnstoffwechsel ein äußerst sensibles System. Manchmal werden selbst winzige Umstellungen in der Zusammensetzung der Stoffe nicht toleriert. Dadurch kann es passieren, dass der Patient, obwohl er die Tabletten in gleicher Dosis weiter einnimmt und »nur« den Hersteller gewechselt hat, Entzugssymptome oder andere Beschwerden entwickelt. Diese können körperlicher oder auch psychischer Art sein. Da er die Medikamente weiter einnimmt und niemand ihn informiert hat, befürchtet er, wieder psychisch krank zu sein.

Manche Patienten stellen im Verlauf der Medikamenteneinnahme selbst fest, dass ihre Beschwerden mit der Umstellung auf einen anderen Hersteller zusammenhängen. Sie sind dann bereit, ein Leben lang hohe Zuzahlungen für das Originalpräparat zu leisten, denn sobald dem Gehirn wieder das ursprüngliche Medikament zugeführt wird, verschwinden die umstellungsbedingten Symptome.

Natürlich entstehen nicht nur Probleme, wenn vom Originalpräparat auf ein Generikum gewechselt wird, sondern auch beim Wechsel auf einen anderen Generika-Hersteller. Die Krankenkassen haben meist Rabattverträge mit irgendwelchen Herstellern ausgehandelt und tragen ausschließlich die Kosten für deren Medikamente. Es kann sich daher lohnen, vor der Verschreibung bei Ihrer Krankenkasse nachzufragen, welchen Hersteller diese bezuschusst. Sie können dann Ihren Arzt bitten, diesen Hersteller auf dem Rezept auszuwählen. Zum Leidwesen der Patienten wechseln diese Rabattverträge immer wieder, etwa wenn ein anderer Hersteller günstiger wird. Der Patient bekommt dann in der Apotheke meist einfach das Medikament des günstigeren Herstellers ausgehändigt. Manche Patienten werden dadurch gezwungen, mehrfach im Jahr ihre Medikation auf ein anderes Generikum umzustellen.

Damit der Patient das Medikament von seinem gewohnten Hersteller erhält, muss der Arzt auf dem Rezept das Feld »aut idem« durchstreichen, beispielsweise durch ein Kreuz. *Aut idem* ist lateinisch und bedeutet »oder das Gleiche«. Hat der Arzt das Feld markiert, ist der Austausch des verordneten Arzneimittels ausgeschlossen. Es ist der Hinweis für den Apotheker, genau den Hersteller auszuwählen, der auf dem Rezept vermerkt ist, auch wenn die Krankenkasse des Patienten Rabattverträge mit anderen Herstellern hat. Manche Ärzte weigern sich, das erforderliche Feld auf dem Rezept zu markieren, weil sie der Ansicht sind, es wäre egal, welchen Hersteller man wählt. Für den Patienten beginnt dann oft ein andauernder und demütigender Kampf, das gewünschte Medikament zu erhalten.

Wie schon beschrieben, kommt es nicht selten vor, dass der Patient für den Erhalt seines gewohnten Medikaments hohe Zuzahlungen in Kauf nehmen muss. Nicht jeder, der auf Psychopharmaka angewiesen ist, kann sich das leisten. Es ist auch hilfreich zu wissen, dass, selbst wenn man beim gleichen Hersteller bleibt, Probleme auftreten können. Immer dann, wenn der Hersteller die Zubereitung verändert, beispielsweise wenn einer der verwendeten Füll- oder Trägerstoffe teurer geworden ist und durch einen anderen ersetzt wird oder wenn die Produktion des Arzneiwirkstoffs in ein anderes Land verlagert wird. Es gibt sogar Patienten, die den Wechsel von einer Tablettencharge desselben Herstellers bemerken und Beschwerden entwickeln, obwohl sich die Zusammensetzung nicht verändert hat. Diese Beschwerden verschwinden, wenn wieder Tabletten der alten Charge eingenommen werden.

Aktuell haben viele Patienten damit zu kämpfen, dass ihre Medikamente nicht mehr in der gewohnten Dosierung oder überhaupt nicht mehr hergestellt werden. Viele große Hersteller haben sich aus der Psychopharmaka-Produktion zurückgezogen, da der Nachweis einer Wirksamkeit ihrer Präparate nicht gelingt. Deswegen sind aktuell manche Medikamente ganz vom Markt verschwunden, oder sie stehen nicht mehr in der gewohnten Dosierung zur Verfügung.[64]

Wir empfehlen in allen aufgezählten Fällen, das Zwillingsmedikament langsam einzuschleichen. Das bedeutet, den Austausch vorzunehmen, wenn noch genügend Tabletten des ursprünglichen Anbieters vorhanden sind.

Für das Einschleichen des Generikums sollte man sich mindestens zwei bis drei Wochen Zeit lassen. Wird der

Austausch langsam und schrittweise vorgenommen, können die Schwierigkeiten gering ausfallen. Wenn man sich darauf eingestellt hat, dass es nicht so einfach ist, den Hersteller zu wechseln, wird man nicht verzweifeln, weil man glaubt, die Krankheit käme zurück. Jeder, der darüber informiert ist, wird seine Beschwerden besser einordnen und tolerieren können. Angst und Verzweiflung, die immer die Symptomatik verstärken, bleiben bei informierten Patienten eher aus.

Fehlbehandlungsrisiko

Hochsensibilität

Der Begriff »Hochsensibilität« wurde in den 1990er-Jahren von der US-amerikanischen Psychologin und Betroffenen Elaine Aron geprägt.[65] Hochsensibilität ist keine psychiatrische Diagnose, sondern eher eine besondere Gabe.

Wir haben immer wieder die Erfahrung machen müssen, dass die mit dieser Fähigkeit einhergehende hohe Empfindsamkeit für Schmerz den Betroffenen von Arzt zu Arzt führt. Wird die Hochsensibilität nicht erkannt oder angesprochen, werden unsinnige Diagnosen gestellt oder überflüssige Therapien versucht. Natürlich alles ohne Erfolg. Der Schmerz, den die Betroffenen erleben, ist ganz real, doch oftmals verbergen sich dahinter nicht wie vermutet schwere Krankheiten, sondern eine hohe Empfindsamkeit.

Die meisten hochsensiblen Menschen erkennen im Verlauf ihres Lebens selbst, dass sie empfindsamer sind als andere. Sie nehmen wesentlich mehr von ihrer Umgebung wahr und verarbeiten die Reize des Lebens viel tiefer. Man kann sich das veranschaulichen, indem man sich vorstellt, ohne eine schützende Haut durchs Leben zu gehen. Ohne geeignete Filter prasseln die Reize des alltäglichen Lebens direkt auf die Nerven ein. Diese Überreizung führt über kurz oder lang zu chronischem Stress, dem Unvermögen abzuschalten und emotionaler Überforderung.

Leider finden sich die von Hochsensibilität Betroffenen unverhältnismäßig häufig in psychiatrischen Kliniken wieder. Dort werden sie mit Psychopharmaka behandelt, ohne dass ihre hohe Sensibilität beachtet wird. Das hat schlimme Folgen. Denn auf alles, was ein hochsensibler Mensch erlebt, reagiert er extrem. Schon kleinste Dosen dieser Mittel können unvorhersehbare und untypische Reaktionen hervorrufen. Wird die Sensibilität nicht erkannt, gelten diese Reaktionen als weiterer Beweis einer psychischen Störung. Oftmals versucht man dann, den Patienten mit zusätzlichen Medikamenten ruhigzustellen.

Unserer Einschätzung nach sollte bei vorliegender Hochsensibilität ganz auf Psychopharmaka verzichtet werden, denn es ist unmöglich vorherzusagen, was diese Medikamente in einem besonders empfindlichen Gehirn anrichten. Die Reaktionen können sehr ausgeprägt sein.

Noch schlimmer sind die Erfahrungen, die die Betroffenen machen, wenn sie die Medikamente wieder absetzen wollen. Hier kann es vorkommen, dass selbst eine Reduzierung in Mikroschritten nicht toleriert wird. Einige unserer Patienten spüren sogar Reduktionsschritte um 0,1 mg so stark, dass sie dabei jedes Mal aus ihrem Leben herausfallen.

Es gibt noch weitere Gründe, bei Hochsensibilität vom Gebrauch von Psychopharmaka abzuraten. Es ist nämlich davon auszugehen, dass der Langzeitgebrauch die Empfindlichkeit der Betroffenen verstärkt. Psychopharmaka scheinen das Gehirn zu veranlassen, immer mehr Rezeptoren auszubilden. Das erhöht die Reizempfindlichkeit. Die Beobachtung zeigt, dass Menschen, die lange Psychopharmaka einnehmen, immer weniger belastbar werden, Geräusche oder Menschenansammlungen mit der Zeit immer weniger vertragen als Menschen, die ihre Beschwerden ohne Psychopharmaka behandeln. Die Sensitivität kann durch Psychopharmaka also verstärkt werden. Sollte man unsicher sein, ob man von Hochsensibilität betroffen ist, gibt es im Internet einige einfache Testmöglichkeiten.

Anstelle von Psychopharmaka kann sich der Versuch einer Behandlung mit der indischen Pflanze Ashwagandha (Schlafbeere) lohnen. Wir gehen im Kapitel »Alternativen« noch einmal ausführlicher auf diese Pflanze ein.

Hochsensible können relativ leicht eine Besserung ihrer psychischen Beschwerden erzielen, sobald sie die Rolle der Überstimulation bei ihren Symptomen verstanden haben.

Der Hochsensible kann vermutlich einen Arbeitstag mit acht Stunden täglich in einem Raum mit vielen anderen nicht bewältigen. Er sollte sein Leben so reizarm wie möglich gestalten. Es sollten unbedingt Entspannungstechniken erlernt werden und Strategien, wie man sich von Reizen abschirmt. Dazu bieten sich viele Methoden an: Biofeedback, Meditation, Verhaltenstherapie, Yoga und anderes mehr. Ein hochsensibler Mensch braucht zudem immer wieder Rückzugsmöglichkeiten.

Viel sinnvoller, als hochsensible Menschen von Medikamenten abhängig zu machen, ist es, den Fluch in einen Segen zu verwandeln. Sie können lernen, sich auf ihr gutes Gespür zu verlassen und ihr Potenzial auszuschöpfen. Hochsensible verfügen meist über eine hohe kreative Kraft und sind oft visionär veranlagt.

Kinder und Jugendliche

Erschreckend viele Anfragen erreichen uns von besorgten Eltern, deren minderjährige oder gerade erwachsen gewordene Kinder mit Psychopharmaka behandelt werden sollen. Diese Eltern befinden sich in einer schwierigen Situation. Die Ärzte bestehen auf einer medikamentösen Behandlung, das eigene Kind leidet, und sie haben trotzdem ein ungutes Gefühl bei dem Gedanken, ihrem Kind potenziell schädliche Medikamente zu verabreichen.

Unserer Auffassung nach sollten Kinder und Jugendliche keine Antidepressiva erhalten. Tatsächlich ist in Deutschland auch nur Fluoxetin als einziges SSRI-Medikament zur Behandlung von Minderjährigen zugelassen. Obwohl es Suizidgedanken auslösen kann, die Sexualität dauerhaft lahmlegt und dasjenige Antidepressivum ist, von dem die Patienten später nur sehr schwer loskommen.

Der Konzern Eli Lilly hatte die Zulassung für Kinder mit Daten erreicht, bei denen sich herausstellte, dass sie falsch waren.[66] Im Jahr 2009 und im Jahr 2015 kamen Wissenschaftler diesem Betrug auf die Schliche.[67] Sie hatten die Methoden entdeckt, mit denen der Hersteller das erhöhte Auftreten von Suizidalität unter Fluoxetin versteckt hatte. Unter Fluoxetin hatten 11 Prozent der Jugendlichen suizidale Handlungen ausgeführt, unter Placebo wurden hingegen »nur« bei 2,7 Prozent der Jugendlichen suizidale Handlungen beobachtet. Wie alle anderen SSRIs erhöht also die Einnahme von Fluoxetin das entsprechende Risiko deutlich.[68] Es hätte nie eine Zulassung erhalten dürfen. Bis heute ist dieser Fehler nicht korrigiert worden. So kommt es, dass ausgerechnet das potenziell gefährlichste Medikament an Kinder und Jugendliche verschrieben werden darf.[69] Während das Medikament aus der Behandlung von Erwachsenen fast vollständig verschwunden ist – es wird vor allem fluoxetinabhängigen Patienten verschrieben –, machen die Kinderpsychiater leider einen regen Gebrauch von dieser Gesetzeslücke.

Es kann zu sehr belastenden Situationen kommen, wenn Ärzte den leidenden Kindern Antidepressiva als Mittel anpreisen, die ihr Leid zuverlässig beenden werden, während die Erziehungsberechtigten skeptisch bleiben. Dadurch kann das Kind den Eindruck bekommen, seine Eltern wären böse und wollen ihm die »guten Medikamente« vorenthalten. In der Pubertät ist das Verhältnis zu den Eltern naturgemäß brüchig, und der Streit um Medikamente kann zu unerträglichen Spannungen führen, die das Kind noch mehr belasten. Leider kommt es aktuell zu immer mehr Gerichtsprozessen, in denen skeptischen Eltern das Sorgerecht eingeschränkt werden soll, damit ihr Kind endlich das »rettende Fluoxetin« erhält. Es wird aus unserer Sicht höchste Zeit, dass die Verschreibung von Fluoxetin in den Status verschoben wird, in den es gehört: *verboten!*

Wir wundern uns sehr, dass sich kein Arzt und auch kein Richter (die immer häufiger über die Medikamentenfrage entscheiden müssen) fragt, warum kein SSRI-Medikament zur Behandlung von Kindern und Jugendlichen zugelassen sind, mit Ausnahme von Fluoxetin.[70] Fluoxetin enthält exakt dieselben Bausteine wie alle anderen SSRIs, und es hat auch dieselbe Wirkung. Bisher konnten sämtliche Informationen über die Gefährlichkeit von Fluoxetin nichts an der inflationären Verschreibung an Kinder und Jugendliche verändern.

Doch nicht nur Antidepressiva sind zur Behandlung von Kindern und Jugendlichen ungeeignet. Die meisten Schwierigkeiten in dieser Altersgruppe spielen sich auf der Verhaltensebene ab, und genau auf dieser Ebene können auch alle anderen Psychopharmaka nicht helfen.

Kinder entwickeln sich sehr unterschiedlich. Sobald ihr Verhalten von der Norm abweicht oder die schulischen Leistungen nachlassen, wird schnell über Psychopharmaka nachgedacht. Das kann viel Schaden anrichten. Denn es handelt sich um einen Eingriff in ein äußerst sensibles System, das dazu noch im Wachstum begriffen ist. Etwa 80 Prozent der krankhaften Erscheinungen im Kindes- und Jugendalter verschwinden ohne Intervention wieder. Das lernt auch heute noch jeder Kinderarzt während seines Studiums. Man sollte den Kindern Zeit lassen, sich im eigenen Tempo zu entwickeln. Auch wenn ihr Verhalten zeitweise von dem der Gleichaltrigen abweicht, ist das kein Grund, nervös zu werden. Man sollte das Kind nicht mit Diagnosen belasten, die ewig in den Akten verweilen. Die Kinder schleppen diese Bürde ihr ganzes weiteres Leben mit sich herum. Das typische Gefühl in der Pubertät »Mit mir stimmt etwas nicht« wird durch die Einnahme von Psychopharmaka verstärkt.

Viele psychiatrische Auffälligkeiten werden durch die Pubertät ausgelöst und verschwinden danach auch wieder. Diese schwierige Phase sollte man abwarten. Nur wenn das Kind suizidgefährdet ist oder eine Psychose durchlebt, kann über eine kurzfristige Medikamenteneinnahme nachgedacht werden. Von Antidepressiva ist jedoch auch in diesen Notsituationen abzuraten, denn der mögliche Schaden übersteigt den potenziellen Nutzen. Das letzte Wort haben in diesem Fall die Eltern.[71] Gegen den elterlichen Willen können Ärzte unter 18-Jährigen keine Psychopharmaka verschreiben.

Burnout

In der Praxis ist es manchmal schwierig, einen Burnout von einer Depression zu unterscheiden, zumal Depressionen eine Begleiterscheinung des Burnouts sein können. Beiden gemeinsam ist eine vorausgegangene emotionale und körperliche Überlastung. Behandelt werden beide jedoch unterschiedlich. Deshalb lohnt es sich, die Unterschiede und Gemeinsamkeiten einander gegenüberzustellen. In der Tabelle ist das Augenmerk lediglich auf die Herausarbeitung von Unterschieden gerichtet. Es geht auch nicht um eine vollständige Auflistung von Ursachen, Symptomen und Behandlungen.

Seit Januar 2022 ist der Burnout als Syndrom in den Diagnosekatalog ICD-11 aufgenommen.[72] Ärzte können mit dieser Diagnose jetzt Patienten krankschreiben und Medikamente verordnen. Davor wurde mit dem Begriff »Burnout« eine Situation beschrieben, bei der körperliche und emotionale Grenzen überschritten wurden. Die Beschwerden sollten allein durch Ausruhen kuriert werden. Oft wurde ein Ortswechsel, ein Wellnesshotel oder ein Urlaub empfohlen. Und dies ist der große Unterschied zu Depressionen. Einem depressiven Patienten würde man weder einen Ortswechsel noch einen Urlaub empfehlen. Dies würde ihn zusätzlich belasten.

Wie man in der Tabelle erkennt, wird der Burnout durch viel Schlaf positiv beeinflusst. Ein depressiver Mensch liegt auch sehr viel im Bett. Dabei ist er in Grübelschleifen gefangen, was einen erholsamen Schlaf eher verhindert. Daher ist die Linderung seiner Symptome durch Schlaf meist nicht möglich.

Leider wird der klassische Burnout durch Arbeitsüber-

Burnout	Depression
Ursachen (Auswahl)	
übermäßiger Stress	Verlust von Arbeitsplatz, Partner, Angehörigen
Informationsüberflutung, zu viele Reize	mangelnde Anerkennung
	Umzug
	körperliche, chronische Erkrankung
Symptome	
meistens von anderen stressbedingten Erkrankungen begleitet, zum Beispiel Alkohol- und Drogenmissbrauch, Asthma, Gallenkoliken, Hautkrankheiten (Neurodermitis/Schuppenflechte), Herzerkrankungen, Libidoverlust, Magen-Darm-Erkrankungen, Magenschleimhautentzündungen, Migräne, Verspannungen bis hin zum Bandscheibenvorfall	häufig ein primär psychisches Problem, etwa Antriebsmangel, pessimistische Zukunftsperspektiven, Schlafstörungen, Suizidgedanken, vermindertes Selbstwertgefühl
Behandlungsmöglichkeiten	
vor allem Ruhe	Bewegung, Aktivierung
Abschirmung von Reizen, Verzicht aufs Handy und »soziale Medien«	aufbauende Gespräche
Ortswechsel/Urlaub	Ortswechsel vermeiden
Vitalstoffe, Wellnessanwendungen	symptomatische Behandlung
Arbeitsbelastung verringern/ vermeiden	Strukturierung des Tagesablaufs
Linderung durch viel Schlaf	Kaum Linderung durch viel Schlaf

lastung mittlerweile mit Medikamenten behandelt. Es gibt aber auch Patienten, die bereits Psychopharmaka einnehmen und während der Einnahme einen Burnout erleiden. Das ist gar nicht so untypisch, denn Psychopharmaka verringern deutlich die Leistungsfähigkeit. Wird die Arbeitsbelastung nicht an die verringerte Leistungsfähigkeit angepasst, das heißt deutlich minimiert, dann bereitet die Psychopharmaka-Einnahme den Boden für einen Burnout vor. Wenn Medikamente die Ursache sind, ist es wichtig, sie langsam auszuschleichen, um aus der Burnout-Falle wieder aussteigen zu können.

Psychopharmaka bewirken in der Regel eines: Sie dämpfen. Dazu gibt es eine kleine Geschichte. Sie stammt von dem Schweizer Autor Martin Suter aus seinem Buch *Abschalten*. Die Hauptfigur ist Herr Glaser, ein Angestellter im mittleren Management:

> »Er [Glaser] lässt sich bei seinem Arzt, einem Geheimtipp unter Führungskräften, einen Termin während einer Randstunde geben und zieht ihn ins Vertrauen. Der hört sich Glaser eine Weile an, schielt ab und zu auf die Uhr und sagt dann: ›IMAP. Eine Spritze pro Woche, und nach vier Wochen bist du entkoppelt. Und wenn der Stress wiederkommt, wiederholst du die Kur.‹
>
> Glaser lässt sich also abschalten … Nichts kommt an ihn heran, alles perlt ab wie Seewasser vom Gefieder der Zwergtaucherli.
>
> Nach vier Wochen ist Glaser entkoppelt. Zwar ist er nach wie vor gestresst. Aber jetzt ist es ihm wurst.«[73]

Und genau das ist, was man mit Psychopharmaka erreichen kann. Dass die Welt nicht mehr so an uns herankommt. Das bedeutet, die Einnahme von Psychopharmaka verschleppt die Problematik eines Burnouts. Oder sie verschlimmert diese sogar. Weil der Patient durch die Psychopharmaka-Einnahme geschwächt ist, sich nicht mehr so gut konzentrieren kann und andauernd müde ist. Mit der verringerten Leistungsfähigkeit bekommt er Schwierigkeiten, seine eigentlichen Probleme anzugehen. Psychopharmaka-Verschreibung wären demnach bei Burnout-Patienten kontraindiziert.

Das Grundproblem bei einem Burnout ist nämlich, dass der Betroffene sich selbst und seine Grenzen nicht mehr spürt. Er muss lernen zu erkennen, was ihm guttut, was er besser meidet und wie er sich vor Überforderung schützen kann. Psychopharmaka hingegen verursachen, dass der Betroffene sich noch weniger spürt. Er wird von seinen Emotionen abgekoppelt und genau diese Emotionen sind der eigentliche Wegweiser raus aus dem Burnout.

Rückenschmerzen

Psychopharmaka wirken auf den Bewegungsapparat. Besonders bei Neuroleptika kann es zu Bewegungsstörungen, erhöhter Muskelspannung und Muskelsteifigkeit kommen. Das ist bekannt und steht im Beipackzettel dieser Medikamente. Weniger bekannt ist, dass viele Psychopharmaka Rückenschmerzen verursachen können. Deswegen bringen Arzt und Patienten diese Beschwerden nicht mit der Einnahme von Psychopharmaka in Verbindung. Es scheint so, als wenn sich bei dauerhafter Einnahme Ablagerungen entlang der Wirbelsäule bilden, die die Nerven reizen und zu Schmerzen führen. Eine andere Theorie besagt, dass die Muskelsteifigkeit, die von den Medikamenten verursacht wird, das reibungslose Funktionieren der Gelenke beeinträchtigt, wodurch Schmerzen und Einschränkungen im gesamten Bewegungsapparat entstehen. Die Betroffenen gehen zum Orthopäden und lassen sich behandeln, aber meist verschwinden die Beschwerden erst, wenn die Medikamente vollständig abgesetzt sind.

Ob Rückenschmerzen von der Medikamenteneinnahme verursacht werden, erkennt man, wenn sich diese durch sämtliche physiotherapeutische Maßnahmen nicht bessern. Älteren Patienten wird dann gern erzählt, es handle sich um Abnutzungserscheinungen. Es sind aber auch viele jüngere Patienten davon betroffen.

Ein weiterer Hinweis ist, wenn sich bei einer Dosiserhöhung oder bei einer zusätzlichen Medikation auch die Rückenschmerzen verstärken. Bei auffällig vielen Patienten verschwinden die Schmerzen, nachdem die Tabletten abgesetzt wurden. Es gibt auch Fälle, bei denen bereits das Reduzieren Abhilfe geschaffen hat. Das Wissen um diese kaum bekannte Nebenwirkung kann viele Arztbesuche und zeitaufwendige Therapien ersparen sowie eine Indikation dafür sein, die Medikamente zu reduzieren oder abzusetzen.

Wechseljahre

Die Verschreibung von Antidepressiva ist in den letzten Jahrzehnten kontinuierlich angestiegen. Sie hat sich seit 1991 verachtfacht.[74] Am meisten davon betroffen sind Frauen in den Wechseljahren. Ihnen werden Psychopharmaka fast standardmäßig verschrieben.

Die Lebensmitte ist für eine Frau und sicher auch für einen Mann eine Phase des Umbruchs. Es wird Bilanz über das bisherige Leben gezogen, manche Träume müssen endgültig begraben werden. Nicht wenige Menschen haben sich in ihrem Berufsleben vollkommen verausgabt und drängende Signale überhört. Dazu kommen oft Sorgen um die Eltern hinzu. Was wird aus ihnen, wenn sie sich nicht mehr selbst versorgen können?

Frauen haben zusätzlich zu diesen Herausforderungen mit einer hormonellen Umstellung zu kämpfen. Ihr Körper stellt von fruchtbar auf unfruchtbar um. Das ist eine Zeit, in der sie oft erstmals seelische Probleme entwickeln. Bei sehr vielen Frauen ist während der Wechseljahre der Schlaf erheblich gestört.[75] Sie »funktionieren« plötzlich nicht mehr so wie früher.

Ganz besonders aufpassen müssen Frauen, denen die Gebärmutter und die Eierstöcke herausoperiert wurden. Das wird leider viel zu häufig gemacht, wenn die Frau keinen Kinderwunsch äußert, das gebärfähige Alter überschritten hat oder als Krebsvorsorge. Diese Frauen werden ohne Vorbereitung in die Wechseljahre geschickt. Sie müssen einen Prozess, der sich normalerweise innerhalb von ca. zehn Jahren vollzieht, von einem auf den anderen Tag bewältigen. Zusätzlich müssen sie mit der schweren Operation fertigwerden. Meistens werden die Frauen nicht darauf hingewiesen, dass sie nach einer solchen Operation mit psychischen Problemen rechnen müssen. Wenn Schwierigkeiten auftauchen, werden schnell Psychopharmaka verschrieben, und damit wird oftmals ein leidvoller Kreislauf in Gang gesetzt. Denn ein paar Jahre später beginnen sich diese Frauen zu fragen, warum sie eigentlich Psychopharmaka einnehmen und wobei diese überhaupt helfen sollen. Wenn sie ihren Arzt darauf ansprechen, bekommen sie zu hören: »Gut, dann lassen Sie es halt weg.« Und dann beginnt das wirkliche Martyrium. Die Frauen setzen also die Medikamente ab, und entweder nach kurzer Zeit oder nach mehreren Monaten treten erhebliche Probleme auf. Sie werden ängstlich, trauen sich nicht mehr aus dem Haus, haben Schmerzen, können nicht mehr schlafen, werden depressiv, unruhig und haben Albträume. Dazu gesellen sich zuvor unbekannte körperliche Symptome, die eine Odyssee von einem Facharzt zum nächsten zur Folge haben können. Es beginnt ein Leidensweg durch verschiedene Kliniken, wo stets betont wird, dass es nicht stimmt, was die Frauen fühlen. Nämlich, dass sie unter Entzugssymptomen leiden. Es werden noch mehr Medikamente verschrieben, manchmal so lange, bis die Betroffenen wirklich den Eindruck bekommen, sie seien schwer krank.

Dabei handelt es sich bei fast allen Frauen »nur« um Schwierigkeiten bei der Bewältigung der mittleren Lebensphase. Diese Phase ist eigentlich ein Geschenk, denn viele müssen keine kleinen Kinder mehr versorgen und die Frauen können sich endlich mit ihren eigenen Seelenwünschen beschäftigen. Stattdessen werden sie mit Psychopharmaka vollgepumpt, die sie kaum oder gar nicht vertragen und erst recht nicht wieder loswerden. Es gibt Methoden und auch Medikamente, die die Beschwerden in dieser Zeit verringern können. Psychopharmaka gehören bestimmt nicht dazu.

Senioren

Auch das Alter birgt ein hohes Risiko, dauerhaft Psychopharmaka verschrieben zu bekommen. Älterwerden ist ein Prozess, der von Verlusten begleitet wird. Zunächst der Verlust der körperlichen Vitalität, eventuell der Verlust des Lebenspartners oder der Umzug in ein Altersheim. Psychopharmaka können bei der Bewältigung dieser Veränderungen nicht helfen. Meist wird nicht beachtet, wie diese Tabletten die Situation der älteren Menschen verschlechtern. Es kommt häufiger zu Stürzen und zu einem noch stärkeren

Abbau der Lebenskraft. Viele Psychopharmaka verursachen Herzrhythmusstörungen, was starke Ängste auslösen kann. Außerdem beeinträchtigen sie die Kognition, was zu Rückzug, Vermeidung und Antriebslosigkeit führt.

Die Gefahren von Psychopharmaka bei älteren Menschen sind nicht abzusehen, denn diese Altersgruppe ist in keiner Psychopharmaka-Studie vertreten.[76] Deshalb gibt es auch keinen Nachweis über den Nutzen dieser Medikamente im höheren Alter. Das Älterwerden und die Beschäftigung mit der eigenen Endlichkeit ist ein Prozess, dem wir uns am besten ohne Psychopharmaka stellen.

Notsituationen

Psychiatrische Kliniken

In zahlreichen Filmen sind psychiatrische Anstalten Teil eines Horrorszenarios. Die Scheu der Menschen, eine Klinik aufzusuchen, ist weit verbreitet. Dabei sind psychiatrische Kliniken heute besser als ihr Ruf.

Dort arbeiten nicht nur Psychiater. Man trifft auf viele andere Berufsgruppen. Es gibt fachkundiges Pflegepersonal, das trösten und Mut machen kann. Da sind angestellte Psychologen, die Gruppen- und auch Einzeltherapien durchführen. Es gibt zahlreiche weitere Therapieangebote aus dem künstlerischen oder sportlichen Bereich. Wenn man Glück hat, trifft man hier auf engagierte und einfühlsame Kräfte. Und nicht zuletzt findet man in einer psychiatrischen Klinik Menschen, denen es gerade genauso geht wie einem selbst. Auch das kann trösten. Es gibt also in einer Klinik mehr

Auffangmöglichkeiten, als ein niedergelassener Arzt in seinen Fünfzehn-Minuten-Sitzungen bieten kann.

Manchmal verschärfen sich nach der Einweisung die Symptome vorübergehend. Es ist mit viel Scham verbunden, in einer psychiatrischen Klinik untergebracht zu sein. Manchmal weigert sich der Geist, das zu akzeptieren, und flieht vielleicht noch stärker in den Wahn oder fällt in noch tiefere Depressionen. Ein Klinikaufenthalt kann jedoch während einer akuten Phase der Erkrankung durchaus sinnvoll sein. Eine solche Phase kann sehr belastend für die häusliche Situation sein. Die Angehörigen werden an ihre Grenzen gebracht, weshalb der Patient deshalb manchmal besser in einer Klinik aufgehoben ist.

Es kann dem Betroffenen auch helfen, für eine bestimmte Zeit Abstand zu dem eventuell belastenden Umfeld zu erhalten. Ein Klinikaufenthalt kann den Patienten entlasten, da er sich um Einkaufen, Essenkochen und Putzen nicht kümmern muss. Eine psychische Erkrankung geht oftmals mit sozialer Isolierung einher. Da das Alleinsein in einer akuten Phase der Erkrankung die Symptome erheblich verschlimmert, kann auch aus diesem Grund ein Klinikaufenthalt helfen. Dort ist der Patient den ganzen Tag von anderen Menschen umgeben. Schon das kann lindernd wirken.

Man sollte aber nicht mit allzu großen Hoffnungen an die Sache herangehen. Psychiatrische Kliniken sind meist überfüllt. Wartezeiten von mehreren Wochen sind hier üblich. Die Wartezeit kann nur vermieden werden, wenn eine akute Suizidgefährdung besteht. Dann erfolgt die Aufnahme meist über eine geschlossene Station, sozusagen die Notaufnahme der Psychiatrie. Dort geht es oft hektisch und unübersichtlich zu. Die Therapieangebote sind auf das Nötigste beschränkt. Viele Patienten empfinden die geschlossene Station als beängstigend.

Man muss sich im Klaren darüber sein, dass ein Klinikaufenthalt die Situation nicht auflösen oder gar heilen kann. Viele Menschen haben nach einem längeren Aufenthalt in einer psychiatrischen Klinik große Probleme, sich wieder in ihrem häuslichen Umfeld zurechtzufinden. Dieselbe Klinik, neue Kliniken oder eine Tagesklinik werden wieder und wieder aufgesucht, weil sich an der eigentlichen Situation nichts geändert hat. Aus diesem Grund ist das finnische Modell des »Open Dialogue« so erfolgreich (siehe das Kapitel »Psychiatrische Diagnosen«). Dort setzt ein Team aus Ärzten, Krankenschwestern und Therapeuten im häuslichen Umfeld des Betroffenen an. Sie beziehen die Angehörigen mit in die Behandlung ein. Das ist auf Dauer wesentlich kostensparender und effektiver als ein teurer Krankenhausaufenthalt, der den Patienten am Ende nicht weiterbringt, sondern nur verwahrt. Angst muss man jedoch vor psychiatrischen Kliniken heute nicht mehr haben.

Schwere Verläufe

Schwere Verläufe bei psychischen Erkrankungen geben der Medizin immer noch Rätsel auf. In der Fachsprache nennt man das »Chronifizierung der Erkrankung«. Dieser Begriff erscheint uns nicht passend. Er deutet an, dass die Symptome dauerhaft bestehen bleiben und es kein Entrinnen gibt. In Wahrheit kann sich eine psychische Erkrankung zu jedem Zeitpunkt des Lebens abschwächen, verändern oder ganz verschwinden. Auch das Ausmaß der Beeinträchtigung muss nicht von Dauer sein. Bei manchen Menschen kommt die Erkrankung gar nicht mehr zurück.

Warum kommen dennoch manche Erkrankte nicht wieder richtig auf die Beine? Warum stabilisiert sich der eine

Betroffene wieder, wohingegen ein anderer sein Leben am Rand der Gesellschaft verbringen muss?

Von sogenannten schweren Verläufen scheinen Menschen betroffen zu sein, bei denen psychische Störungen bereits im Kindes- und Jugendalter aufgetreten sind. Besonders verheerend auf den Verlauf wirken sich Alkohol- und Drogenmissbrauch aus, zumal diese psychische Erkrankungen verstärken oder sogar auslösen können.[77] Es gibt noch weitere Faktoren, die die Prognose verschlechtern, wie mangelnde Krankheitseinsicht, das Fehlen von Bezugspersonen und die ausbleibende Bereitschaft, sich mit der Erkrankung zu beschäftigen. Auch Menschen, die keine Ausbildung machen konnten, sind häufiger von einem schweren Verlauf betroffen.

Ein entscheidender Faktor für den Weg raus aus der Krankheit scheint der Aufbau eines lohnenswerten Lebens mit Perspektiven zu sein. Wenn jedoch das eigene Leben aus Schmerzen, Niederlagen und Verlusten besteht, existiert kein Gegengewicht zum Sog der psychischen Erkrankung. Immer wieder wird das Gehirn die angebahnten Wege in die Manie, den Wahn, in die Zwänge oder in die Psychose nutzen, um der Welt zu entfliehen.

Eine psychische Krankheit verläuft in der Regel episodenhaft. Wenn Menschen gar nicht mehr aus ihrer Erkrankung herausfinden, sollten auch bisher unentdeckte neurologische Erkrankungen in Betracht gezogen werden. Beide Fachgebiete, die Psychiatrie und die Neurologie, lassen sich oft nur schwer voneinander abgrenzen. Wir wissen immer noch sehr wenig über das Gehirn, seine Erkrankungen und unser Bewusstsein.

Einige Forscher haben beobachtet, wie nach der Etablierung von Medikamenten in der Behandlung von psychischen Erkrankungen die Schwere der Verläufe zunahm.[78] »Drehtürpatienten« sind solche, die immer wieder psychiatrische Kliniken aufsuchen, weil sie nicht mehr allein zurechtkommen.[79] Dieses Phänomen gibt es erst seit den 1960er-Jahren. Es wurde nach der Einführung der Neuroleptika zum ersten Mal beschrieben.[80] Vorher kannte man es nicht. Schon damals machten einige Psychiater die Medikamente dafür verantwortlich. Neuroleptika dämpfen sehr stark und können so den Aufbau von Lebensperspektiven verhindern und den Betroffenen in seiner Krankheit gefangen halten.

Medikamentenreduktion ist nicht der erste Schritt bei Menschen mit schweren Verläufen. Sie kann die Situation verschlimmern. Zuerst sollte die soziale Isolierung aufgehoben und die Lebenssituation verbessert werden. Mithilfe von Sozialarbeitern, Freunden oder Familie kann versucht werden, eine Perspektive aufzubauen, mit der der Betroffene leben kann. Liegt eine Abhängigkeit von Drogen und Alkohol vor, empfehlen wir, zuerst diese Abhängigkeit zu bewältigen und erst anschließend eventuell Psychopharmaka zu reduzieren. Für Alkohol- und Drogenabhängige gibt es spezielle Programme und Kliniken. Durch diese erprobte Begleitung ist ein solcher Entzug Erfolg versprechender, und Erfolge braucht ein schwer Erkrankter sicherlich. Trotz aller Anstrengungen geraten immer wieder Menschen mit psychischen Erkrankungen an den Rand der Gesellschaft. Welche Kraft es ist, die sie daraus wieder befreit, hat die Psychiatrie noch nicht herausgefunden.

Suizid

Circa 10 000 Menschen nehmen sich in Deutschland jedes Jahr das Leben.[81] Ungezählt bleiben die Suizid*versuche*. Es ist äußerste Verzweiflung, die einen Menschen zu solch einer

Tat veranlasst. In vielen Fällen befinden sich die Betroffenen in psychischen Ausnahmezuständen und haben vergessen, oder es wurde ihnen nicht vermittelt, dass diese vorübergehen.

Es gibt Medikamente, die Suizidneigungen auslösen oder verstärken können. Das sind vor allem SSRI-Antidepressiva. Sie dürfen bei Suizidgefährdung nicht verschrieben werden, das steht auch im Beipackzettel. Suizidale Menschen gehören unbedingt in Behandlung. Sie dürfen nicht allein gelassen werden. Oftmals sind sie deshalb im Krankenhaus besser aufgehoben als zu Hause, weil eine Rund-um-die-Uhr-Betreuung die meisten Angehörigen überfordert. Ein Suizid oder der Versuch ist ein Schrecken, den es mit allen Mitteln zu vermeiden gilt.

Manchmal ist diese Neigung nur schwer zu erkennen. Hat der Patient schon mehrfach gedroht, sich umzubringen, und ist dieser Drohung nie eine Tat gefolgt, fällt es schwer, den Zeitpunkt zu erkennen, ab wann es ernst wird. Es gibt jedoch Anzeichen, bei denen sofort die Alarmglocken läuten sollten. Meist ist der suizidale Patient seit Wochen bedrückt, oder er leidet unter wiederkehrenden Stimmungsschwankungen. Wenn es ihm dann von heute auf morgen und unerwartet besser geht, ist das besorgte Umfeld natürlicherweise erst mal erleichtert. Die plötzliche Besserung kann jedoch ein sichtbares Zeichen dafür sein, dass der Patient jetzt ganz konkrete Selbsttötungsabsichten verfolgt und die damit verbundene Erlösung von seinem Leiden vor Augen hat. Sollte er also plötzlich lange liegen gelassene Angelegenheiten regeln wollen, sollte er aus nicht erkennbarem Anlass plötzlich gut gelaunt und fast fröhlich sein, heißt es: Achtung, besonders aufpassen! Und umgehend den Notarzt verständigen, um eine Einweisung in die Klinik zu veranlassen. Das kann Leben retten.

Seelische Qualen vernebeln den Geist. Die Wirklichkeit wird verzerrt wahrgenommen. Es ist ein Symptom der Krankheit zu glauben, sie höre niemals auf. Manche Betroffene muss man daher vor sich selbst schützen. Die Gesetzgebung ist in diesem Fall eindeutig. Liegt eine Suizidgefährdung vor, muss eine Klinik den Patienten unmittelbar aufnehmen. Trotzdem sind die Grenzen zwischen echter, ernstzunehmender Suizidgefährdung und einem bloßen Gedankenspiel schwer zu ziehen. Im Zweifelsfall ist die Klinikeinweisung das kleinere Übel.

Behandlung

Psychoanalyse

Für den Erfolg einer Psychotherapie ist die Chemie zwischen Patient und Therapeut entscheidend. Sie muss stimmen. Der Patient muss sich angenommen fühlen und gestärkt aus einer Therapiesitzung herausgehen. Wenn er nach den Sitzungen das Gefühl hat, ein schwerkranker Mensch zu sein, ist der Therapeut vielleicht nicht geeignet, ihm aus der Krise herauszuhelfen. Ein guter Therapeut richtet den Blick auf die gesunden Anteile des Patienten. Dabei ist es eigentlich nebensächlich, nach welcher Schule er arbeitet.

Es gibt zahlreiche Psychotherapie-Methoden, eine davon ist die Psychoanalyse. Sie ist eine Langzeit-Therapie, die nach unseren Erfahrungen besondere Gefahren für die Patienten birgt. Diese Patienten wissen oft genau, was alles mit ihnen nicht stimmt. Sämtliche verborgenen Traumen werden ans Tageslicht geholt, oftmals ohne wirksame Strategien zur

Bewältigung entgegenzusetzen. Das kann die Symptome verstärken, wegen denen der Patient eine Therapie begonnen hat.

Patienten, die Hilfe bei einem Therapeuten suchen, befinden sich oft in einer sehr labilen Lebensphase und können keine Grenzen ziehen. Bei einer Psychoanalyse können regelrecht Traumen induziert werden. Das nennt man auch »Scheinerinnerungen«.[82] Diese Traumen wird der Patient häufig nicht wieder los.

Eine Psychoanalyse wird oftmals über Jahre geplant, mit mehreren Treffen pro Woche. Es entsteht über die Jahre eine unnatürliche und sehr einseitige Beziehung zum Therapeuten, in der es nur um die Probleme des Patienten geht. Die ungeteilte Aufmerksamkeit des Analytikers über viele Jahre kann narzisstische und neurotische Neigungen verstärken. Auf diese Art therapierte Menschen können vollständig verlernen, sich auf andere Menschen einzustellen oder sich für sie zu engagieren.

Ein Kernbestandteil der Psychoanalyse ist die kritische Beleuchtung der Elternbeziehung. Die Fehler der Eltern haben einen großen Stellenwert in der Analyse. In unseren Augen ist das wenig hilfreich, wenn die Gräben zwischen dem Patienten und seinen Eltern vertieft werden. Denn oftmals sind in psychisch instabilen Phasen gerade die Eltern die Einzigen, auf die sich der Patient verlassen kann. Häufig nimmt die Aufarbeitung der Kindheit einen größeren Umfang ein als die Bearbeitung von aktuellen Schwierigkeiten und Vorschlägen zur Lösung.

Eine Psychoanalyse kann sogar den Hass auf die eigenen Eltern verstärken. Die Wut auf die eigenen Eltern, vor allem auf die Mutter, gilt nämlich in der Psychoanalyse als ein positives Zeichen. Wir haben immer wieder die gegenteilige Erfahrung gemacht. Es ist die Aussöhnung mit den Eltern, die die Heilung voranbringt. Frieden zu schließen, auch mit einer widrigen Kindheit, ist ein entscheidender Baustein des Erwachsenwerdens. Eltern sind auch nur Menschen und machen Fehler. Manchmal merkt man erst, wie schwierig es ist, ein Kind großzuziehen, wenn man selbst Kinder hat. Daraus kann sich Verständnis für die Fehler der eigenen Eltern entwickeln.[83] Dieses Verständnis ist sehr heilsam.

Natürlich gibt es auch immer wieder schlimme Vergehen, die Eltern ihren Kindern antun. Diesen Kindern kann aber eher mit einer Traumatherapie geholfen werden als mit einer Psychoanalyse.

Einmalmethode

Die Einmalmethode ist eine Möglichkeit, starke Entzugskrisen abzumildern, ohne das Medikament wieder anzusetzen, den Entzug abzubrechen oder einen Klinikaufenthalt zu riskieren.

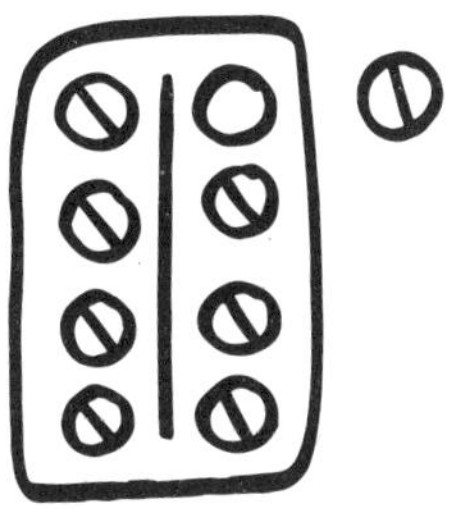

Dabei wird das zu reduzierende Medikament einmalig wieder in der Ausgangsdosierung eingenommen. Diese Gabe erfolgt zusätzlich zur reduzierten Dosis. Dadurch kann der Entzugsproblematik entgegengewirkt werden. Plötzlich ist wieder Stoff in Hülle und Fülle vorhanden, und der durch den Entzug in Alarmbereitschaft versetzte Körper kann sich beruhigen.

Man kann das Verfahren auch auf zwei oder drei Tage ausdehnen und dabei die Einmaldosis schrittweise wieder reduzieren. Anschließend sollte zur aktuellen Reduzierungsstufe zurückgekehrt werden. Diese wird so lange beibehalten, bis sich der Zustand stabilisiert hat. Dann kann die Reduzierung fortgesetzt werden.

Patienten, die erleben, wie sich ihre schwere Symptomatik durch die Einmalgabe bessert, lassen sich nicht mehr einreden, ihre Beschwerden seien von einer neuen Krankheitsphase verursacht. Nach einer solchen Erfahrung wissen sie mit Sicherheit, dass ihre Krise entzugsbedingt ist.

Die Einmalmethode kann innerhalb einer langjährigen Entzugsphase auch häufiger angewendet werden, um zu verhindern, dass der Entzug abgebrochen werden muss.

Niedrigdosis, Monotherapie und Bedarfsmedikation

Niedrigdosis, Monotherapie und Bedarfsmedikation bedeuten, es wird nur ein einziges Medikament eingenommen, dieses in der kleinstmöglichen Dosis und auch nur so lange, wie Beschwerden bestehen. Würden wir diese Dreifaltigkeit zur Prämisse küren – der psychiatrischen Behandlung wäre mit einem Schlag der ganze Schrecken genommen. Solange wir noch keine wirksamen Strategien kennen, um seelisches Leid in etwas Produktives umzuwandeln, so lange werden viele verschiedene Psychopharmaka gleichzeitig verschrieben, und so lange werden sich Menschen nach Tabletten sehnen, die ihr Leid beenden sollen. Wir können diese Sehnsucht gut verstehen, und wenn man ein paar medizinische Grundsätze beherzigt, kann man sogar von den Tabletten profitieren.

Die Hersteller geben eine Mindestdosis an, unterhalb der das Medikament nicht wirksam sein soll. Meist sind das willkürliche und nach wirtschaftlichen Erwägungen getroffene Maßeinheiten.[84] In Wahrheit ist die Dosierung, in der ein Psychopharmakon wirksam ist, hochgradig unterschiedlich. Die Wirkschwelle schwankt von Mensch zu Mensch. Sie kann nur durch Ausprobieren ermittelt werden. Man kann von oben nach unten oder von unten nach oben vorgehen. Befindet sich der Patient in einer akuten seelischen Krise, empfiehlt es sich, mit einer höheren Dosis zu beginnen, sodass sofort eine Wirkung eintritt, und dann schrittweise mit der Dosierung so weit runterzugehen, wie es der Patient toleriert.

Unter Einbeziehung der Monotherapie kann die Niedrigdosis so lange beibehalten werden, wie Beschwerden bestehen und das Medikament eine Wirkung erzielt. Es kann auch sinnvoll sein, die Medikamente nur an einigen Tagen einzunehmen und je nach Bedarf die Stoffklasse zu wechseln. Damit kann eine Gewöhnung und Abhängigkeit vermieden werden. Mehrere Medikamente zur gleichen Zeit dauerhaft einzunehmen ist eine Unart, von der wir uns abwenden sollten.

Bestehen die Beschwerden schon seit längerer Zeit und soll deshalb ein Psychopharmakon ausprobiert werden, empfiehlt sich der umgekehrte Weg. Das Medikament sollte in kleiner Dosierung eingeschlichen und nur so weit aufdosiert werden, bis eine Wirkung im Körper ankommt. Es macht überhaupt keinen Sinn, die Dosis zu erhöhen, wenn bereits eine Wirkung verspürt wird, nur weil es im Beipackzettel steht.

Auch beim Hochdosieren sollten bis zur Wirkschwelle weder mit mehreren Medikamenten gleichzeitig experimentiert noch die Medikamente dauerhaft eingenommen werden. Eine niedrige Dosierung hat nicht nur den Vorteil, den Körper weniger zu belasten und geringere Nebenwirkungen zu verursachen, sie ist auch schneller und leichter wieder abzusetzen. Da man beim Absetzen in kleinen Schritten vorgehen sollte, ist man natürlich bei einer niedrigen Dosis schneller bei null angekommen als bei einer hohen.

Niedrigdosierungen sind ein lohnenswerter Versuch, insbesondere für empfindliche Patienten und für diejenigen, für die ein vollständiges Absetzen nicht infrage kommt.

Entzug

Zeitverzögerte Entzugssymptome

Die Zeitverzögerung, mit der Entzugsproblematiken auftreten, trägt maßgeblich zum desolaten Zustand der »modernen« Psychiatrie bei.[85] Die heutige psychiatrische Behandlung sieht standardmäßig eine dauerhafte »Einstellung« (wie es so schön heißt) auf Medikamente vor. Obwohl man mittlerweile weiß, dass dies den Menschen eher schadet als nützt, wird an der Dauerverschreibung beharrlich festgehalten.

Warum ist das so? Ganz einfach, weil es dem Patienten, der seine Psychopharmaka absetzt, grundsätzlich schlechter geht als vorher. Das ganze Ausmaß der Entzugsproblematik zeigt sich meist erst nach Wochen oder Monaten. Deshalb werden die Beschwerden selbst vom Betroffenen oftmals nicht mehr mit dem Tabletten-Entzug in Verbindung gebracht. Es können unzählige Absetzversuche und Jahrzehnte vergehen, bis der Patient die Zusammenhänge erkennt.

Die meisten Ärzte sind leidenschaftliche Verfechter der

biologischen Psychiatrie. Sie haben ihren Patienten eingeimpft, dass sie die Medikamente einfach benötigen, weil ein chemisches Ungleichgewicht in ihrem Gehirn vorläge. An dieser Fehleinschätzung sind natürlich auch die Pharmavertreter beteiligt, denn nichts lohnt sich für ein Pharmaunternehmen mehr als Patienten, die ihre Medikamente lebenslang schlucken und sogar bereit sind, überhöhte Preise zu bezahlen, weil die Umstellung auf günstigere Generika nicht funktioniert.

Die Lüge über nicht abhängig machende Psychopharmaka hält sich seit Jahrzehnten aufrecht. Die Zeitverzögerung spielt den Konzernriesen dabei ungeheuer in die Hände. Man kann sich die Freude der Unternehmer über dieses »Geschenk« vorstellen. Als das Abhängigkeitsrisiko von Valium bekannt wurde, sanken die Verkaufszahlen dramatisch ab. Zuvor hatte man 25 Jahre lang die Öffentlichkeit täuschen und Valium tatsächlich als nicht abhängig machend vertreiben können.[86] Und das, obwohl die Entzugssymptome fast in dem Moment auftreten, in dem Valium weggelassen wird. Als die Konzernmanager herausfanden, dass anders als bei Valium oft sogar Monate vergehen, bis die Entzugssymptomatik von Antidepressiva und Neuroleptika sichtbar werden, hegten sie die berechtigte Hoffnung, das Abhängigkeitsrisiko lange verschweigen zu können. Ihre Hoffnung wurde bei Weitem übertroffen. Auch siebzig Jahre nach der Einführung von Psychopharmaka gelten viele immer noch als nicht abhängig machend. Fast sämtliche Psychiater dieses Landes leugnen hartnäckig das Abhängigkeitspotenzial von Neuroleptika und Antidepressiva. Das wird sich erst ändern, wenn immer mehr Medien darüber berichten, dass schwere Symptome – trotz Zeitverzögerung – mit dem Absetzen von Medikamenten in Verbindung stehen.

Der Gewöhnungseffekt

Dieser Effekt wird in der Behandlung von psychischen Erkrankungen gern unterschlagen. Es gibt wirksame Psychopharmaka wie hochpotente Neuroleptika oder viele Schlaf- und Beruhigungsmittel. Sie erzielen recht zuverlässig ihre Wirkung, während Antidepressiva oder Lithium eher unspezifisch wirken und bei jedem Konsumenten anders. Allen Psychopharmaka ist gemeinsam, dass sich der Gehirnstoffwechsel an die Einnahme gewöhnt und daran anpasst. Dem Gehirn stehen dafür verschiedene Mechanismen zur Verfügung. Es kann seine Empfindlichkeit für die Stoffe herunterregulieren, es kann Gegenmechanismen entwickeln, um die veränderte Stoffzufuhr zu kompensieren, es kann den Stoff schneller abbauen, und es kann die Produktion der Botenstoffe herabsetzen. Zusätzlich kann es in seiner Fähigkeit als gigantisches Netzwerk regulierend eingreifen.

Ist der glückliche Umstand eingetreten und das verordnete Medikament erzielt die gewünschte Wirkung, muss man davon ausgehen, dass diese Wirkung nach einer Einnahme dauer von sechs Wochen bis drei Monaten durch die beschriebenen Anpassungsmaßnahmen des Gehirns wieder aufgehoben wird. Denn das Gehirn hat das Bestreben, den Istzustand vor der Medikamenteneinnahme wiederherzustellen. Den Gewöhnungseffekt bemerkt der Patient, wenn Nebenwirkungen weniger werden oder ganz verschwinden.

Gewöhnung erkennt man auch daran, dass ein psychiatrischer Patient im Verlauf seines Lebens immer mehr Medikamente einnehmen muss und nicht weniger.[87] Würden wir den Gewöhnungseffekt berücksichtigen, gäbe es keine langjährige oder gar lebenslange Einnahme von Psychopharmaka.

Entzugskrisen

Beim Absetzen von Psychopharmaka kann der Betroffene in nicht bewältigbare Zustände geraten.[88] Diese gleichen einem Tsunami, denn sie lassen sich kaum aufhalten. Oft geschehen diese Krisen, wenn zu schnell abgesetzt wird oder wenn es auf die Null-Medikation zugeht. Manchmal schlägt das Gehirn bereits Alarm, obwohl der Patient noch eine geringe Menge seines Medikaments einnimmt. Entzugskrisen können bei jedem einzelnen Reduktionsschritt auftauchen.

Symptome von Entzugskrisen sind sehr vielfältig. Häufig bleibt der Schlaf vollkommen aus. Die Betroffenen werden von einer quälenden inneren Unruhe gepeinigt, zittern, leiden unter Panikattacken oder unter schweren körperlichen Symptomen wie Durchfall, Blähungen, Schwindel, schmerzhaften Hautreizungen, Herzrasen, Parästhesien oder anderen Nervenschmerzen. Es ist ein Kennzeichen von Entzugskrisen, dass sie durch fast nichts gelindert werden können. Das Gehirn bildet innerhalb von kurzer Zeit extrem viele neue Rezeptoren aus, um noch irgendwo Stoff abzufischen. Das hat zur Folge, dass Medikamente, die zur Linderung eingenommen werden, einfach absorbiert werden, ohne eine Wirkung zu entfalten. Entzugsschlaflosigkeit ist ein Zustand, gegen den buchstäblich kein Kraut gewachsen ist. Deshalb raten wir, schnell zu handeln, bevor der Ent-Zug entgleist ist. Es kann sehr lange dauern, bis der entgleiste Zug wieder fahrbereit ist.

Der Absetzwillige hat nur wenige Möglichkeiten, um die Symptomatik einzudämmen. Er kann zum vorherigen Reduktionsschritt zurückkehren. Es kann sein, dass sich das überreizte System dadurch beruhigt. Eine weitere Möglichkeit bei Entzugskrisen kann auch die bereits vorgestellte

Einmalmethode sein. Dabei wird der Wirkstoff einmalig in der Ursprungsdosis zusätzlich eingenommen.

Schwierig wird die Entscheidung, wenn schon längere Zeit keine Tabletten mehr eingenommen werden und plötzlich Entzugskrisen auftreten. Dies ist häufig bei Antidepressiva der Fall. SSRI-Medikamente können Entzugskrisen verstärken. Daher bringt eine Wiedereindosierung nach langer Einnahmepause oft nicht den gewünschten und manchmal sogar den gegenteiligen Effekt.

Um sich vor der starken Welle des Entzuges zu retten, spielen viele Patienten mit dem Gedanken, sich in einer Klinik helfen zu lassen. Doch das stellt die Betroffenen vor neue Herausforderungen. Weder Antidepressiva- noch Lithium- oder Neuroleptika-Entzug existieren in psychiatrischen Lehrbüchern.[89] Sie stellen daher keine Indikation für die Aufnahme in eine psychiatrische Klinik dar. Das häufigste und quälendste Entzugssymptom, die Schlaflosigkeit, ebenso wenig.

Die Klinik erscheint vielen als letzte Hoffnung, und sie sind dann sehr überrascht, wenn sie dort abgewiesen werden. In den oftmals überfüllten psychiatrischen Kliniken ist es einfacher, aufgenommen zu werden, wenn Suizidabsichten vorliegen oder eine Abhängigkeit von Benzodiazepinen. Bei einem Klinikaufenthalt riskiert der Patient jedoch auch, dass er mit genau denjenigen Medikamenten behandelt wird, die er entziehen möchte.

Wenn andere Medikamente zur Linderung von Entzugskrisen eingenommen werden, ist es dringend nötig, eine höhere Dosis als die gewohnte oder die empfohlene einzuplanen. Es kann nämlich sein, dass alle Dämme gegen den Tsunami keine Chance haben und die lindernden Medikamente im völlig überreizten Gehirn einfach verpuffen. Arzneimittel, die zur Linderung eingesetzt werden, können eventuell auch abhängig machen. Dies geschieht schätzungsweise nach einer vierwöchigen Dauereinnahme. Wenn man diese Tatsache berücksichtigt, kann die kurzfristige Einnahme anderer Psychopharmaka eine Entzugskrise überbrücken.

Die Ursache für Tsunamis sind unterirdische Seebeben. Man kann sie weder vorhersagen noch verhindern. Die Ursache für Entzugskrisen ist meist ein zu schnelles Absetzen. Durch einen »sanften Entzug« können sie verhindert werden.

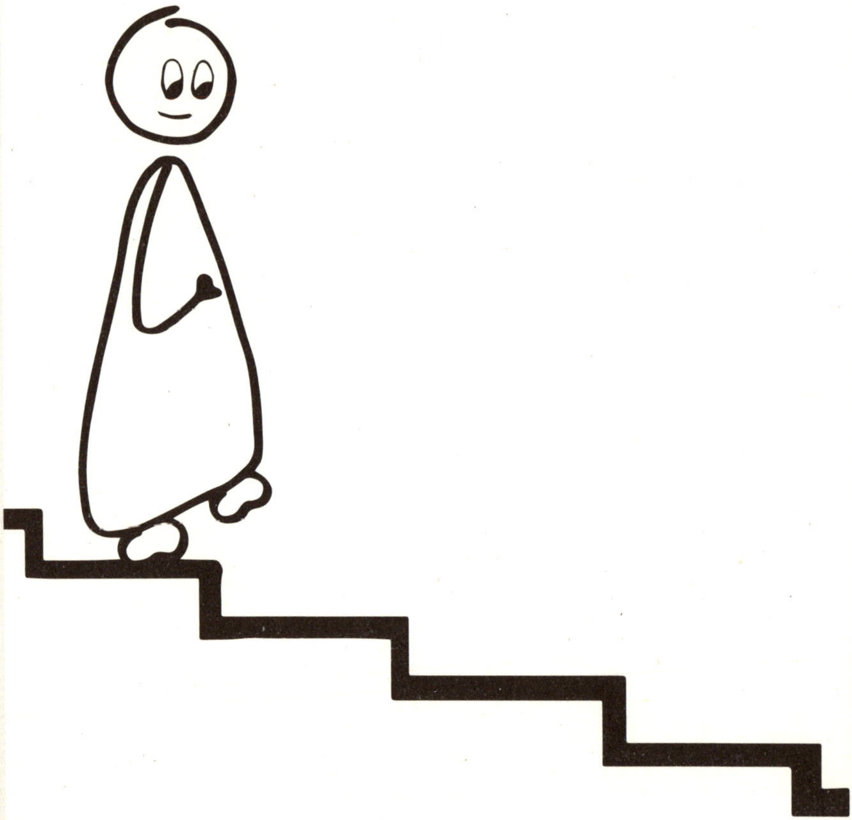

Sanfter Entzug

5,3 Millionen Menschen schlucken alleine in Deutschland täglich Antidepressiva.[90] Nimmt man die Anzahl derer dazu, die abhängig sind von Schlaf-, Schmerz- oder Beruhigungsmitteln, täglich Neuroleptika, ADHS-Medikamente oder auch Lithium einnehmen, lässt sich diese Zahl leicht verdoppeln. All diesen Menschen ist eines gemeinsam: Sie wünschen sich, eines Tages ohne die tägliche Einnahme von Psychopharmaka leben zu können.

Ein Absetzwilliger, der diesen Wunsch beim behandelnden Arzt vorträgt, bekommt in der Regel zu hören: »Gut, dann lassen Sie das Medikament einfach weg.« Manche Psychiater geben noch den Rat, sich drei Wochen Zeit dafür zu nehmen. Einige wenige empfehlen einen Zeitraum von bis zu drei Monaten. Für einen erfolgreichen Entzug ist das alles viel zu kurz.

Es gibt eine einfache Faustregel: Wurden die Medikamente Wochen eingenommen, dauert es Tage. Wurden die Medikamente Monate eingenommen, dauert es Wochen. Wurden die Medikamente über Jahre oder Jahrzehnte eingenommen, dann dauert es eben auch Jahre.

Wenn der Entzug funktionieren soll, benötigen wir dafür also Zeit. Viel Zeit. Wir nennen das den »sanften Entzug«.

Ein *sanfter* Entzug ist das Gegenteil eines *kalten* Entzuges. »Kalter Entzug« heißt: »Lassen Sie die Medikamente einfach weg.« Meistens endet dies mit dem Scheitern des Patienten, der anschließend mehr Medikamente einnehmen muss als je zuvor. Die Problematik, die durch einen kalten Entzug entstehen kann, ist kaum zu durchbrechen und lässt sich oftmals auch durch stärkste Medikamente nicht aufhalten.

Deshalb empfehlen wir gleich von Anfang an, auf einen sanften Entzug zu setzen.

»Sanft« bedeutet in diesem Fall nicht, dass der Entzug völlig schmerzfrei über die Bühne geht, sondern nur, dass er in sehr kleinen Schritten vollzogen wird. Dafür ist es notwendig, sich ein realistisches Bild von den Vorgängen zu machen, die sich im Gehirn und Körper abspielen, wenn man jahrelang Medikamente eingenommen hat. Wir müssen akzeptieren, dass die Medikamente vielfältige Veränderungen verursachen, die nicht nur die Rezeptoren betreffen. Eine dauerhafte Einnahme hat den Informationsfluss im Gehirn verändert. Wenn man jahrelang Steine in einen Bach wirft, verändert dies den Verlauf des Baches, und diese Veränderungen müssen Stück für Stück zurückgebaut werden.

Dieser Prozess braucht Zeit, viel Geduld und auch eventuell das Aushalten von unangenehmen Zuständen. Wir möchten Ihnen dafür mehrere Methoden vorstellen, die wir für praktikabel halten.

Absetztreppen

Für ein erfolgreiches Absetzen benötigen wir eine hilfreiche Strategie. Ohne sinnvolle Methode müssen wir damit rechnen, schwere Absetzsymptome zu erleiden, die meist als Rückkehr der Erkrankung gedeutet werden. Ohne sinnvolle Methode riskieren wir, unser Vorhaben immer wieder abbrechen zu müssen. Und ohne Methode müssen wir darauf hoffen, sehr große Dosierungssprünge verkraften zu können, denn die Pharmahersteller bieten keine Tabletten in

Mini-Dosierungen an. In der Regel gibt es nur die Einstiegsmedikation. Diese lässt sich, wenn die Tablette eine Kerbe hat, teilen. Normalerweise gibt es neben der Einstiegsmedikation noch zwei höhere Dosierungen. Deshalb nehmen die Patienten an, sie müssten das Absetzen in wenigen Stufen bewältigen. So kommt es, dass ihnen kein sanfter Übergang zur Verfügung steht, sondern nur einige wenige steile Klippen. Normalerweise stürzt der Absetzwillige von einer Klippe zur nächsten.

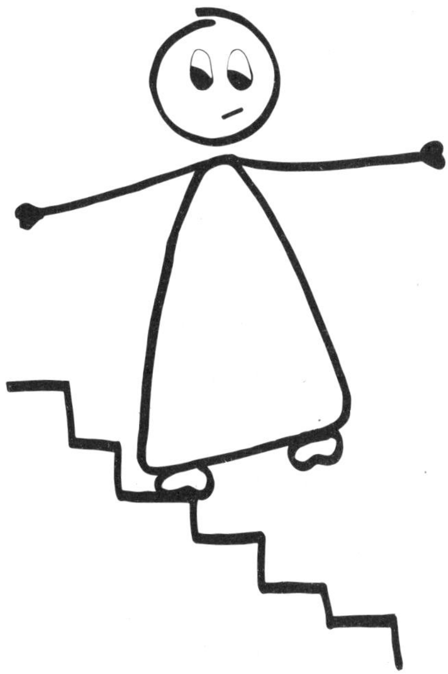

Die erste schafft er vielleicht gerade noch ohne Verletzung. Die zweite ist in den meisten Fällen bedeutend schwieriger, und am Schluss liegt er verwundet am Boden und muss die Medikamente wieder eindosieren. Damit das Absetzen gleich von Anfang an funktioniert, nutzen wir die Absetztreppen. Der Aufbau ist immer gleich.

Jede Treppe besitzt drei Merkmale:

1. Das erste sind die besonders niedrigen Stufen. Nur mit sehr niedrigen Stufen kann ein sanfter Entzug gelingen. Der Gegenspieler der Medikamentenreduktion ist die körperliche Abhängigkeit. Sie ist eine sehr starke Kraft, die mit vielen Tricks und Manipulationen arbeitet. Damit die körperliche Abhängigkeit nicht gewinnt, wenden wir einen Trick an. Das Gehirn wird getäuscht. Es erhält bei jedem Reduzierschritt 90 Prozent der zuvor eingenommenen Wirkstoffmenge. Wir reduzieren also bei jedem Schritt nur um 10 Prozent. Mit dieser Verringerung kann das Gehirn umgehen. Denn 90 Prozent des Wirkstoffs kommen ja immer noch an. Das kann an Tagesschwankungen liegen. Das akzeptiert das Gehirn.
2. Das zweite Merkmal der Absetztreppe ist die Breite der Stufen. Eine Stufe ist sechs bis acht Wochen breit. Das ist ein ganz schön langer Zeitraum. Das lange Verweilen auf einer Reduktionsstufe ist jedoch das A und O von nahezu jedem erfolgreichen Absetzvorgang, insbesondere nach jahrelanger Einnahme. Durch die Medikamenteneinnahme haben sich viele Umbauvorgänge im Gehirn ereignet. Der Rückbau erfordert Zeit. Wenn wir uns mehrere Wochen auf einer Stufe aufhalten, ist es leichter zu akzeptieren, anfangs ins Straucheln zu geraten. Durch die Breite der Stufe haben wir noch mehrere Wochen vor uns, um uns wieder zu fangen und aufzurichten. Erst dann nehmen wir die nächste Stufe.
3. Das dritte Merkmal ist die Flexibilität der Treppe. Die Absetztreppe ist ein klarer Rahmen, aber wenn wir merken, dass eine Stufe zu schwierig gewesen ist oder wir eine Stufe zu schnell genommen haben, dann können wir darauf reagieren und die Zeitspanne auf dieser Stufe

verlängern. Jeder Mensch benötigt eine individuelle Treppe, die er für sich anpasst und persönlich ausgestaltet. Auf einer starr vorgegebenen Treppe erreichen wir unser Ziel nicht.
Wenn der schlimmste Fall eintritt und wir merken, dass wir gar nicht mehr so richtig ins Gleichgewicht kommen, dann gehen wir *eine* Stufe zurück. Aber wir gehen niemals mehr als eine Stufe zurück. Dadurch behalten wir die Gewissheit, irgendwann unten anzukommen.
Es stört die Absetztreppe nicht, wenn wir darauf eine Pause einlegen. Wir können entscheiden, nicht im Dezember und auch nicht im Januar zu reduzieren, und wir können auch während unseres Sommerurlaubs länger auf einer Stufe bleiben oder wenn ein wichtiges Familienfest oder Ähnliches ansteht.

Wir empfehlen, die Absetztreppe als angenehm und hilfreich zu empfinden. Wir können entscheiden, auf einer bestimmten Stufe für ein halbes Jahr zu bleiben und mit dem Absetzen zu pausieren.

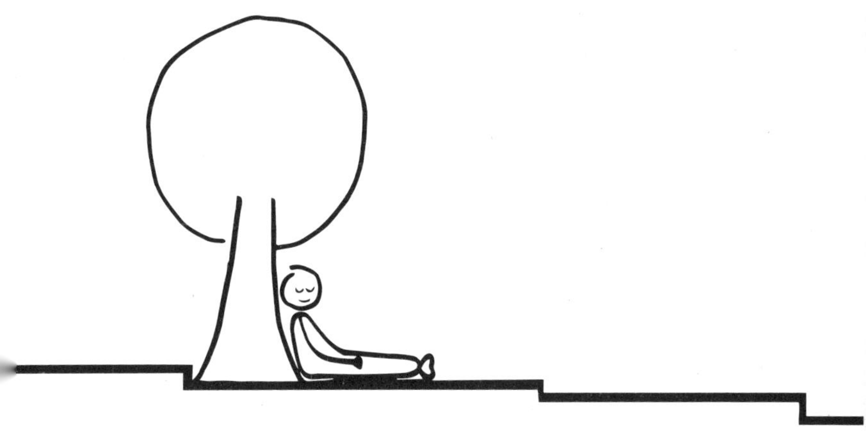

Auf unserer idealen Absetztreppe befinden sich an vielen Stellen Bäume, unter die wir uns setzen können, um eine Pause in ihrem Schatten zu verbringen. Das sind unsere Zwischenziele, die wir uns selbst setzen. Wir können uns über das Erreichen unseres Teilziels freuen und vergegenwärtigen, wie viel wir bisher erreicht haben. Möglicherweise bemerken wir sogar, wie Nebenwirkungen nachgelassen haben oder ein paar verloren geglaubte Empfindungen wieder zurückgekehrt sind.

Es gibt vier unterschiedliche Absetztreppen: die exakte, die einfache, die Treppe für Eilige und die besonders sichere.

Exakt

Bei der *exakten 10-Prozent-Treppe* wird immer um genau 10 Prozent der vorherigen Wirkstoffmenge reduziert. Dadurch kommen auf jeder Stufe immer genau 90 Prozent der vorherigen Wirkstoffmenge im Gehirn an. Daraus ergibt sich ein zeitaufwendiges Verfahren mit sehr vielen Stufen.

Für beispielsweise 20 mg Citalopram ergeben sich die folgenden Reduzierschritte:

18 mg, 16,2 mg, 14,6 mg, 13,1 mg, 11,8 mg, 10,6 mg, 9,6 mg, 8,6 mg, 7,8 mg, 7 mg, 6,3 mg, 5,7 mg, 5,1 mg, 4,6 mg, 4,1 mg, 3,7 mg, 3,3 mg, 3 mg, 2,7 mg, 2,4 mg, 2,2 mg, 2 mg, 1,8 mg, 1,6 mg, 1,4 mg, 1,3 mg, 1,1 mg, 0,9 mg.

Insgesamt sind das 28 Stufen, dann ist der Patient bei 1 mg angelangt. Bei sechs Wochen pro Reduzierschritt dauert das **drei Jahre und fünf Monate.**

Wenn wir die exakte 10-Prozent-Treppe zu Ende gehen, dauert es weitere vierzig Reduzierungsschritte, bis wir bei null angekommen sind. Die gesamte Reduzierdauer entspricht dann acht Jahre. Das ist nicht nur eine sehr lange Zeit, auch die Dosierungen erfordern eine Exaktheit, die nur schwierig zu erreichen ist. Diese Methode kann für den Einstieg gut geeignet sein, aber wenn ein paar Schritte gelungen sind, empfehlen wir, auf eine andere Treppe zu wechseln.

Einfach

Die meisten Patienten verwenden die *einfache 10-Prozent-Treppe*. Dabei reduzieren wir ebenfalls um 10 Prozent, allerdings in klar definierten Schritten, berechnet von der Gesamtmenge.

Bleiben wir bei dem Medikament Citalopram. In der Standarddosis von 20 mg bedeutet das: Wir reduzieren konstant in 2-mg-Schritten. Die Reduktionsschritte sind:

18 mg, 16 mg, 14 mg, 12 mg, 10 mg, 8 mg, 6 mg, 4 mg, 3 mg, 2 mg, 1 mg, 0,5 mg.
Das sind zwölf Stufen und dauert bei sechs Wochen pro Schritt **ein Jahr und fünf Monate.**

Obwohl diese Methode »10-Prozent-Methode« heißt, hat die Treppe nicht zehn, sondern zwölf Stufen. Ab 4 mg werden zusätzliche Stufen eingefügt. Das bedeutet, zum Ende hin wird langsamer reduziert. Diese Empfehlung basiert auf der Erfahrung vieler Absetzpatienten. Denn grundsätzlich werden die letzten Schritte als besonders schwierig erlebt. Häufig fallen auch die Symptome gegen Ende stärker aus.

Für Eilige

Wer die Medikamente kürzer als ein, maximal anderthalb Jahre eingenommen hat, kann etwas zügiger voranschreiten. Dann ist der Informationsfluss im Gehirn noch nicht so stark verändert.

Im therapeutisch wirksamen Bereich sind anfänglich noch sämtliche Rezeptoren gut mit dem Wirkstoff versorgt. Deshalb sind größere Schritte möglich. Auch wenn man im ersten Schritt die Dosis halbiert, ist meist noch eine gute Abdeckung der Rezeptoren gewährleistet.

Menschen, die noch keinen gescheiterten Absetzversuch hinter sich haben, können von der *Absetztreppe für Eilige* profitieren. Beim Erstversuch ist noch nicht von einer Belastung durch Angst vor dem Entzug auszugehen. Deswegen kann es hier gelingen, anfangs etwas schneller vorzugehen. Gegen Ende der Treppe sollte sich jeder wieder mehr Zeit nehmen.

Für Citalopram 20 mg bedeutet das:

10 mg, 6 mg, 4 mg, 3 mg, 2 mg, 1 mg, 0,5 mg.

Das sind sieben Schritte und dauert **knapp zehn Monate.**

Wenn wir die Medikamente nur sehr kurz eingenommen und noch keinen gescheiterten Absetzversuch erlebt haben, dann kann es sogar sinnvoll sein, mit schmaleren Stufen zu arbeiten. Das heißt, wir können die Abstände auf zwei bis vier Wochen verkürzen. Auch für Menschen, die Psychopharmaka nicht wegen einer psychischen Erkrankung verschrieben bekommen haben, sondern beispielsweise wegen Kopf- oder Rückenschmerzen, kann die Verkürzung richtig sein.

Besonders sicher

Es gibt noch eine *besonders sichere Absetztreppe*. Auf dieser reduzieren wir in 5-Prozent-Schritten. Diese Methode ist speziell für Langzeitanwender geeignet. Hier wird mit einer hohen Empfindlichkeit gerechnet und mit dem angesammelten Leidensdruck vieler enttäuschter Absetzversuche.

Die Reduzierschritte für Citalopram 20 mg sind:

> 19 mg, 18 mg, 17 mg, 16 mg, 15 mg, 14 mg, 13 mg, 12 mg, 11 mg, 10 mg, 9 mg, 8 mg, 7 mg, 6 mg, 5 mg, 4 mg, 3 mg, 2 mg, 1 mg, 0,5 mg.
>
> Es sind zwanzig Schritte, und das Absetzen dauert **zwei Jahre und vier Monate.**

Bei der besonders sicheren Absetztreppe können wir die Stufen verbreitern. Es kann hilfreich sein, sich mehr Zeit als die empfohlenen sechs Wochen zu nehmen. Wir haben Patienten, die so lange auf einer Stufe verbleiben, bis sie sich sicher fühlen. Das können acht Wochen sein, zehn Wochen oder mehrere Monate.

Sicherlich hört sich das für viele nach einer sehr langen Zeit an, aber wer die Medikamente schon fünf, zehn oder zwanzig Jahre lang eingenommen hat, benötigt auch länger für das Absetzen. Die Alternative wäre, die Medikamente das ganze weitere Leben einzunehmen. Dafür kann man sich entscheiden. Wer das aber nicht möchte, sollte wissen: Auch für besonders empfindliche Personen gibt es eine Methode.

Bei allen Absetzvorgängen muss man sich unbedingt vergegenwärtigen, dass es zum Ende hin immer schwieriger wird. Dafür ist das Bild der Treppe hilfreich. Denn wenn man an den letzten Treppenstufen angekommen ist, kann einem der Schwung helfen, die schwierigeren, untersten Stufen zu meistern.

Dosierungen

Es stehen verschiedene Möglichkeiten bereit, um die Wirkstoffmenge für die benötigte Tagesdosis zu reduzieren:

1. Medikamente als Tropfenlösung,
2. Tablettenschneiden,
3. die mfc-Methode (Kapseln aus der Apotheke),
4. Tapering-Strips,
5. Kapseln öffnen, Kügelchen zählen,
6. Wasserlösemethode.

Medikamente als Tropfen

Für die Reduzierung wäre es optimal, wenn wir das Psychopharmakon schon immer als Tropfenlösung eingenommen haben. Dann können wir selbstständig und ohne Spezialrezept die Anzahl der Tröpfchen reduzieren und uns sehr langsam in Richtung auf den letzten Tropfen zubewegen.

In der heutigen Zeit werden sehr viele Psychopharmaka in wässriger Lösung angeboten. Der Betroffene kann sich beim Apotheker oder Arzt informieren, ob sein Medikament dazugehört.

Für das Absetzen wäre es am einfachsten, wenn Ärzte ihren Patienten grundsätzlich Psychopharmaka als wässrige Lösungen verschrieben. Aber das geschieht nur selten. Die meisten Patienten erhalten ihren Wirkstoff in Tablettenform. Der Wirkstoff ist dabei derselbe. Theoretisch kann deshalb jeder zwischen Tabletten und Tropfen wechseln, aber in der Praxis ist das oft gar nicht so einfach. Insbesondere wenn ein Patient seinen Wirkstoff über eine lange Zeit in Tablettenform eingenommen hat, kann er häufig nicht ohne Schwierigkeiten auf Tropfenform wechseln. Wir sind deshalb vorsichtig bei der Empfehlung, auf Tropfen zu wechseln. Es funktioniert nicht bei jedem.

Tablettenschneiden

Die zweite Methode ist das Zerteilen von Tabletten. Hier helfen Tablettenschneider weiter. Die gibt es in Apotheken oder Drogerien. Mit ein bisschen Geschick können wir damit handelsübliche Tabletten nicht nur vierteln, sondern sogar achteln. Der Vorteil dieser Methode ist die Unabhängigkeit von Spezialrezepten. Sie wird deshalb von vielen Patienten geschätzt.

Wichtig ist es, regelmäßig das Gerät zu erneuern, denn vom häufigen Pillenzerteilen wird früher oder später die Klinge stumpf.

Die mfc-Methode

Diese Methode ist eine Individualrezeptur. Sie heißt »mfc«, weil das der Zusatz ist, den der Arzt auf das normale Arzneirezept schreibt. Das Kürzel steht für »misce ut fiat capsulae«, das kommt aus dem Lateinischen und bedeutet »Mische, damit es Kapseln werden«. Neben dem mfc-Zusatz schreibt der Arzt die exakte Wirkstoffmenge auf, beispielsweise 17,5 mg sowie die Anzahl der herzustellenden Kapseln. Meistens sind vierzig Stück eine gute Wahl.

Mit dem mfc-Rezept gehen wir zum Apotheker. Der Apotheker pulverisiert die Tabletten und füllt die exakt berechnete Wirkstoffmenge sowie die passende Menge Füllstoff mit einer Kapselmaschine in Kapseln. Vierzig Kapseln kosten meistens zwischen 24 und 60 Euro.

Es gibt Apotheker, die behaupten, Individualrezepturen könnten nur Spezialapotheken anfertigen. Das ist nicht richtig. Jede Apotheke in Deutschland ist gesetzlich verpflichtet, individuelle Dosierungen von Medikamenten herzustellen. Deshalb besitzt auch jede Apotheke eine Kapselmaschine. Es ist möglich, dass Sie den Apotheker daran erinnern müssen.

Die Kosten für das Herstellen der Kapseln sollte die gesetzliche Krankenkasse tragen. Manche Kassen sind dazu zunächst nicht bereit. Dann müssen Sie bei Ihrer Kasse anrufen und diese erinnern, dass die individuelle Dosierung vom Arzt verordnet wurde. In den meisten Fällen erstattet die Kasse dann die Kosten.

Praktisch ist an dem mfc-Verfahren: Sie müssen keinen Herstellerwechsel bei den Tabletten vornehmen. Die Apothekenmitarbeiter füllen die pulverisierten Tabletten Ihres Tablettenherstellers in die Kapseln.

Tapering-Strips

Tapering-Strips sind eine Methode, bei der wir unsere tägliche Medikation in einem Plastiktütchen erhalten. Der Name ist eine Kombination aus den englischen Wörtern *to taper* (reduzieren, ausschleichen) und *strip* (Streifen). Die Plastiktütchen sind zu einem sehr langen Streifen zusammengefügt und aufgerollt. Die Wirkstoffmenge in den Tüten nimmt zum Ende hin ab. Jeden Tag entnehmen wir eine Tüte von dieser Rolle und reduzieren dadurch langsam unsere Wirkstoffmenge. Mit welcher Geschwindigkeit wir reduzieren, bestimmen wir selbst, denn jeder Tapering-Strip wird individuell von einer Apotheke in den Niederlanden angefertigt.

Mithilfe der Tapering-Strips können wir auch kleinere Dosierungen von retardierten Medikamenten erhalten. So ist es auch möglich, Retard-Präparate wie Venlafaxin, Methylphenidat oder Risperidon langsam auszuschleichen.

Um Tapering-Strips zu erhalten, müssen wir zuerst ein Formular von der Homepage www.taperingstrip.de herunterladen, ausfüllen und mit diesem einen Arzt aufsuchen. Dieser unterschreibt das Formular und faxt oder mailt es zur Regenbogenapotheke nach Maastricht. Dort wird der »Reduzierstreifen« angefertigt und kommt nach etwa einer Woche per Post bei uns an. Jeder Tapering-Strip besteht aus 28 aufgerollten Plastiktütchen und kostet 77 Euro. Das entspricht 2,75 Euro pro Tag und Tütchen. In den meisten Fällen zahlt die Krankenkasse diese Form der Verordnung nicht. Wegen der Kostspieligkeit dieser Methode wird sie häufig erst gegen Ende des Reduzierungsprozesses angewendet.

Kugelzählmethode

Diese Methode eignet sich für Medikamente in Kapselform, deren Inhalt aus Kügelchen besteht. Mit etwas Geschick lässt sich die Kapsel öffnen. Dann wird eine Bestandsaufnahme gemacht. Wir zählen die gesamten Kügelchen der Kapsel durch. Die Methode funktioniert, weil jedes Kügelchen gleich viel Wirkstoff enthält. Wollen wir nun beispielsweise 10 Prozent reduzieren und es befinden sich 100 Kügelchen in einer Kapsel, entfernen wir zehn Kugeln. Die restlichen neunzig Kügelchen füllen wir wieder in die Kapsel.

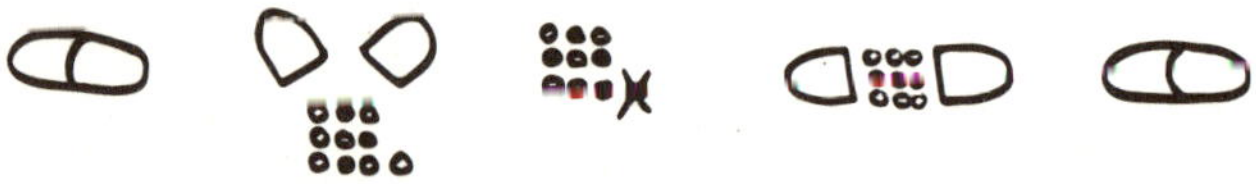

Bei der Kugelzählmethode wird die Darreichungsform (Kapsel) beibehalten. Wir umgehen so Schwierigkeiten, die sich beim Wechsel auf eine andere Form der Einnahme ergeben können.

Wie viele Kügelchen in einer Kapsel enthalten sind, unterscheidet sich von Anbieter zu Anbieter und manchmal auch von Charge zu Charge. Deshalb müssen wir bei jeder neuen Tablettenpackung stets eine neue Bestandsaufnahme durchführen.

Wir zählen dafür stets zwei Kapseln aus und achten dabei besonders auf Hygiene. Das heißt, wir tragen beim Auszählen und Befüllen der Kapseln Einmalhandschuhe. Am Anfang der Reduzierung sind noch sehr viele Kügelchen vorhanden. Hier kann es helfen, eine Feinwaage zu benutzen und die Reduziermenge durch Wiegen zu ermitteln.

Wasserlösemethode

Bei dieser Methode lösen wir eine Tablette in Wasser auf. In den meisten Fällen sollte man dafür Gefäße verwenden, die 10 bis 100 ml Flüssigkeit aufnehmen. Praktisch sind Messzylinder, die man im Internet bestellen kann. Nach dem vollständigen Auflösen der Tablette ist eine Suspension entstanden (also eine wässrige Lösung des Wirkstoffs). Wir entnehmen dieser Suspension eine exakte Flüssigkeitsmenge mit einer Pipette, mit der sich Flüssigkeiten dosieren lassen.

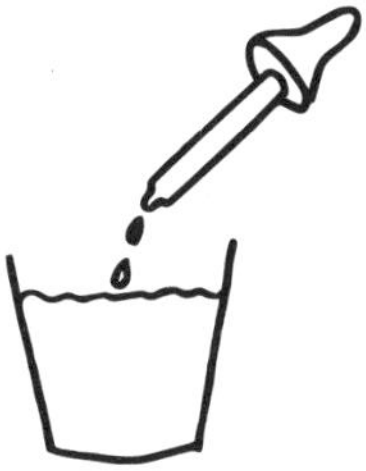

Wenn wir zum Beispiel 10 mg Wirkstoff benötigen, der in einer 50-mg-Tablette steckt, lösen wir die Tablette in 50 ml Wasser auf und entnehmen der Suspension 10 ml Flüssigkeit. Auf www.depression-heute.de/wasserloesemethode/ finden Sie einen Rechner, der Ihnen hilft, das richtige Dosierungsverhältnis zu ermitteln. Es gibt sogenannte Tropfer oder Normaltropfenzähler. Diese Geräte sind für eine Tropfgeschwindigkeit von 1 Tropfen pro Sekunde und 0,05 ml Flüssigkeit pro Tropfen geeicht. Das heißt, 20 Tropfen ergeben 1 ml.

Grundsätzlich lassen sich fast alle Tabletten zu einer wässrigen Lösung verarbeiten. Die meisten Stoffe lösen sich besser in lauwarmem als in kaltem Wasser. Retard-, Schmelz-, magensaftresistente Tabletten sowie die meisten Kapseln können nicht in Wasser aufgelöst werden. Obwohl die Pharmahersteller grundsätzlich vor der Wasserlösemethode warnen, machen viele Patienten gute Erfahrungen damit.

Der sanfte Entzug benötigt Zeit und etwas Geschick, um die Medikamente »kleinzukriegen«. Den »Kleinkrieg« gegen die Abhängigkeit von Psychopharmaka können wir mit alternativen Behandlungsmethoden unterstützen.

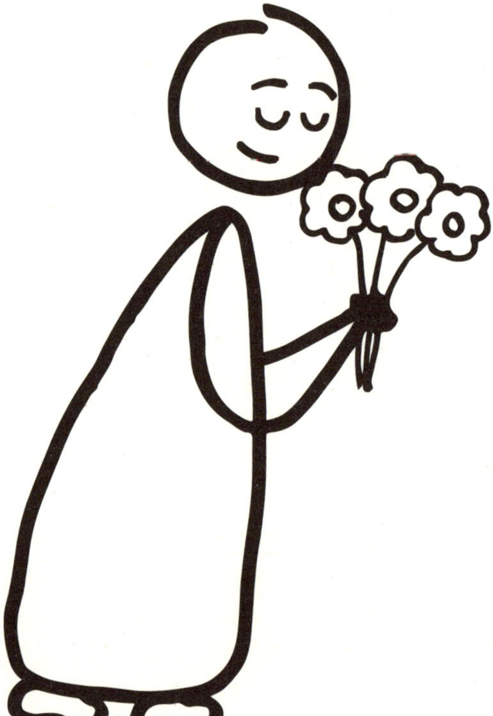

5 Alternativen

Psychische Krankheiten gibt es schon wesentlich länger als Psychopharmaka. Bereits in den ältesten Texten der Weltgeschichte findet man beeindruckende Schilderungen von Geisteskrankheiten. Erst seit 1950 behandelt man psychische Erkrankungen mit Tabletten. Verschwunden sind diese dadurch nicht. Im Gegenteil, noch nie zuvor galten so viele Menschen als psychisch krank wie in der Gegenwart. Aktuell soll jeder fünfte Mensch an einer Angststörung leiden, und im Verlaufe eines Lebens betrachtet, soll jeder dritte Mensch der Welt an einer behandlungsbedürftigen Depression erkranken.[91] Mit der psychopharmakologischen Behandlung sind wir also bereits an unsere Grenzen gekommen. Das spüren auch viele Patienten.

Obwohl wir oft danach gefragt werden, kennen auch wir leider keine alternative Wunderpille, die nebenwirkungsfrei seelisches Leid beendet. Um eine seelische Erkrankung zu bewältigen, scheint es noch keinen einfachen Weg zu geben. Es ist eine große Herausforderung und ein langwieriger Prozess, dem man sich stellen muss.

Jeder Betroffene ist der Kapitän seines eigenen kleinen Schiffes und muss seine Route durch den Ozean finden. Es gibt Leuchttürme zur Orientierung und Karten mit Wasserstrecken und manchmal kommt ein Rettungsboot und begleitet uns ein Stück. Aber so gern man auch aussteigen möchte aus einem Boot, das in Seenot geraten ist, so sicher ist auch, dass man irgendwann das Ruder wieder selbst in die Hand nehmen muss.

Es ist wichtig, die Vorzeichen zu kennen und gegenzusteuern, bevor das Boot kentert. Auch die Vorzeichen sind bei jedem Menschen anders. Vorsicht ist immer gegeben bei länger anhaltender Schlaflosigkeit. Viele Menschen, die psychisch erkranken, haben lange Zeit Raubbau an ihrem Körper betrieben und die Überforderung ignoriert. Deswegen sind für das Gesundbleiben und das Gesundwerden Ruhepausen von enormer Wichtigkeit. Damit ist nicht gemeint, in den Urlaub zu fliegen, was auch großen Stress und Unruhe bringen kann. Besser ist, in das Alltagsleben Inseln der Ruhe einzubauen. Wichtig ist auch, so lange nach Hilfe zu suchen, bis es einem wirklich besser geht. Aktiv nach Unterstützung zu suchen ist eine Einstellung, die uns das Ruder wieder in die Hand gibt und aus der Opferrolle befreit. Man unternimmt etwas und überlässt den Heilungsprozess nicht den Ärzten oder den Medikamenten. Eine psychische Krankheit gilt als eine der größten Herausforderungen, die einem Menschen begegnen kann, birgt aber auch große Wachstumsmöglichkeiten. Denn leider wachsen wir nur durch unseren Schmerz und nicht, wenn wir uns freuen.

Viele Menschen bereuen im Verlaufe ihres Lebens, nicht wenigstens einen Versuch mit *alternativen Behandlungsmöglichkeiten* gewagt zu haben. Deshalb haben wir im Folgenden Methoden und Mittel zusammengestellt, die vielen Menschen bei der Bewältigung ihres Leidens geholfen haben. Diese Auflistung ist nicht vollständig und subjektiv geprägt. Wir legen den Schwerpunkt der Methoden darauf, ob sie beim Absetzen eine Hilfe sind. Sämtliche Methoden eignen sich jedoch auch als Alternativen oder zusätzlich zur psychopharmakologischen Behandlung.

Pflanzliche Unterstützung

Seit Tausenden von Jahren nutzen Menschen auf der ganzen Welt die Heilkräfte der Natur. Um psychische Erkrankungen naturheilkundlich zu behandeln, begeben wir uns auf eine kleine Heilkräuterreise rund um den Globus. Wir haben die Pflanzen in *belebend, beruhigend* und *schlafanstoßend* eingeteilt.

Eine Behandlung mit Pflanzen ist nicht gleichbedeutend mit nebenwirkungsfrei. Pflanzliche Extrakte haben jedoch in der Regel wenig Nebenwirkungen und können gut abgesetzt werden. Eine Orientierung für den richtigen Zeitpunkt zum Absetzen pflanzlicher Heilmittel ist das häufige Vergessen der Einnahme. Das kann ein Zeichen dafür sein, den Konsum zu beenden. Die Wirkung pflanzlicher Extrakte kann abgeschwächt sein oder sich paradox entfalten, wenn zusätzlich Psychopharmaka eingenommen werden.

Pflanzliche Produkte gibt es als Kapseln, Tabletten, Pulver, Tees oder als ätherische Öle. Als Tee sind die Präparate grundsätzlich sehr verträglich und eignen sich daher gut zum Einstieg. Die stärkste Wirkung erzielen Sie sicherlich mit Tabletten und Kapseln. Das Pulver eignet sich als Zugabe in Müsli und Smoothies. Das ätherische Öl kann als Badezusatz oder zur Aromatherapie verwendet werden. Auch Pflanzenextrakte sollten nicht dauerhaft und über Jahre eingenommen werden, sondern kurmäßig genutzt werden.

Zur Belebung wird seit Tausenden von Jahren in Korea Ginseng genutzt, Ginkgo in China, Rosenwurz in Russland, die Maca-Pflanze in Peru und das Johanniskraut in Irland. Mit diesen Pflanzen wollen wir beginnen.

Ginseng

Ginseng wird aus den Wurzeln der Pflanze Panax Ginseng gewonnen. Es dauert Jahre, bis sie ihr dickes Wurzelwerk ausgebildet hat, was den relativ hohen Preis erklärt.

Der Wurzelextrakt enthält Ginsenoside. Diese Stoffe können die Leistungsfähigkeit und Konzentration verbessern. Ginseng gilt als Stärkungsmittel bei Erschöpfung, Schwächezuständen und Müdigkeit.

Mögliche Nebenwirkungen sind Magen-Darm-Beschwerden, allergische Reaktionen und eine Senkung des Blutzuckers. Wir empfehlen, diesen Wurzelextrakt zur Stärkung am Morgen einzunehmen. Er kann einer entzugsbedingten Unruhe entgegenwirken und gegen das Morgentief bei Depressionen helfen.

Ginkgo

Der Ginkgobaum ist ein lebendes Fossil. Es gibt ihn schon seit 300 Millionen Jahren. Er kann bis zu 40 Meter hoch wachsen und ist extrem widerstandsfähig. Der Ginkgo-Extrakt wird aus den Blättern des Baumes gewonnen. In diesen sind Flavanoide und Terpentrilactone enthalten. Der Ginkgo-Extrakt hilft bei Gedächtnisstörungen und Schwindel. Auch während eines Entzuges ist er wegen seiner stärkenden Wirkung geeignet.

Bei vielen Patienten kommt es während der Einnahme von Psychopharmaka und insbesondere beim Entzug zum Auftreten von Tinnitus (Ohrgeräusche). Ginkgo kann mit seiner durchblutungsfördernden Wirkung dem Tinnitus entgegenwirken. Wegen seines anregenden Effekts empfehlen wir, auch diesen Stoff morgens einzunehmen.

Johanniskraut

Johanniskraut ist eine Pflanze, die an Weg- und Feldrändern gedeiht. Typisch sind die vielen transparenten Punkte auf den sonnengelben Blütenblättern. Das sind Öldrüsen, die den Wirkstoff Hypericin enthalten. Johanniskraut wurde ursprünglich von den Kelten in Irland in die Heilkunde eingeführt. Als Stimmungsaufheller ist das Kraut eine der wenigen Heilpflanzen, deren Wirkung in wissenschaftlichen Studien bestätigt wurde.[92]

Das Kraut wird bei leichten und mittelschweren Depressionen eingesetzt und in der Regel gut vertragen. Da es keine Müdigkeit erzeugt, kann es am Morgen eingenommen werden. Während der Einnahme von Johanniskraut kann die Lichtempfindlichkeit erhöht sein, deshalb sollte man in dieser Zeit intensive Sonnenbäder und Solarien meiden.

Rosenwurz

Die Rosenwurz entstammt der Familie der Dickblattgewächse. Sie ist eine kälteliebende Pflanze und wächst in arktischen Regionen und in Gebirgen. Der Extrakt wird aus der Wurzel gewonnen. Dieser unterirdische Teil der Pflanze duftet nach Rosenblüten. Er ist für den Namen verantwortlich. Pharmakologisch wirksam sind Glykoside und ein spezielles Aglykon.

Die naturheilkundliche Wirkung wurde in Russland entdeckt.[93] Der Wurzelextrakt wirkt stimulierend und wird auch als Potenzmittel eingesetzt. Im Entzug kann er Angstzuständen entgegenwirken. Das Mittel kann auch zur Antriebssteigerung genutzt werden. Da es selten Unruhe auslösen kann, sollte es bei Manien nicht angewendet werden.

Maca

Maca ist eine Pflanze aus der Familie der Kressen, die im peruanischen Hochland wächst. Schon die Inkas nutzten ihre Wurzeln als Aphrodisiakum. Das bitter schmeckende Pulver kann den Antrieb und das Leistungsvermögen steigern. Im Entzug wirkt es möglicherweise Angstzuständen und Erschöpfung entgegen. Bei Unruhezuständen oder in manischen Phasen ist von Macapulver abzuraten.

Um Pflanzen zur Beruhigung und zum Schlafanstoß zu finden, müssen wir nicht so weit reisen. Baldrian, Hopfen, Melisse, Lavendel und Passionsblume wachsen auch in Mitteleuropa.

Baldrian

Diese Pflanze liebt eher feuchte Standorte und ist auf fast allen Kontinenten zu Hause. Die Heilkraft der Baldrianwurzel war schon in der Antike bekannt. Sie hilft bei nervös bedingten Einschlafstörungen und emotionaler Überreizung. Baldrian entspannt und entkrampft zusätzlich die Muskulatur, was bei innerer Anspannung hilfreich sein kann. Bei entzugsbedingter Schlaflosigkeit muss die Dosierungsempfehlung deutlich überschritten werden, damit eine Wirkung eintritt.

Melisse

Die Melisse ist eine unserer ältesten Heilpflanzen. Die buschig wachsende Pflanze duftet leicht nach Zitronen, daher auch ihr deutscher Name »Zitronenmelisse«. Bereits die Heilkundigen Paracelsus und Hildegard von Bingen empfahlen die Pflanze bei Einschlafstörungen und Freudlosigkeit. Ihre Blätter haben sowohl beruhigende als auch aufmunternde Wirkung. Melisse kann bei Reizüberflutung lindernd wirken.

Hopfen

Hopfen gehört zur Familie der Hanfgewächse. Die rankende Pflanze wird bis zu 10 Meter lang und kann bis zu 30 Zentimeter täglich wachsen. Für medizinische Zwecke werden nur die weiblichen Blüten genutzt. Die Bitterstoffe im Hopfen wirken appetitanregend und sind auch als Bierzutat bekannt. Hopfenblüten können bei Einschlafstörungen helfen und kommen bei leichten Angststörungen zum Einsatz

Hopfen, Baldrian und Melisse werden oft gemeinsam in Fertigarzneien angeboten, um das Einschlafen zu fördern.

Lavendel

Lavendel gehört zur Familie der Lippenblütler. Man findet den Halbstrauch in den Regionen des Mittelmeeres, weil er Wärme und Sonne zum Wachsen braucht. Lavendel wird seit vielen Jahrhunderten in der Heilkunde eingesetzt. Seine Wirkung auf die Psyche ist beruhigend, schlaffördernd und entspannend. Charakteristisch ist der wohltuende Geruch dieser Pflanze. Das ätherische Öl aus den blauvioletten Blüten kann Stress entgegenwirken. In hohen Dosierungen können Hautreizungen auftreten.

Passionsblume

Die Passionsblume ist sicherlich die schönste der aufgelisteten Heilpflanzen. Sie bringt kreisförmig symmetrische Blüten hervor, deren Farbspektrum von Weiß über Rot und Gelb bis hin zu Violett reicht. Sie ist in den tropischen Regenwäldern Mittel- und Südamerikas zu Hause. So wunderschön die Blüten aussehen, die Arzneiwirkung wird aus den Blättern gewonnen. Ihre Hauptwirkung geht vermutlich aus den darin enthaltenen Flavonoiden hervor. Wie auch Baldrian, Melisse, Hopfen und Lavendel kann die Passionsblume bei Einschlafstörungen und innerer Unruhe helfen. Von allen aufgezählten Heilpflanzen besitzt sie die stärkste angstlösende Kraft. Da bei ihr kein muskelentspannender Effekt auftritt, ist sie auch für die Einnahme während des Tages geeignet.

Wir beenden unsere kleine Heilkräuterreise mit einem besonderen Wurzelextrakt aus Südasien.

Ashwagandha

Ashwagandha gehört zur Familie der Nachtschattengewächse und kommt aus Indien. Dort spielt sie schon seit vielen Jahrtausenden eine Rolle als Heilpflanze. Hierzulande ist sie als »Indische Schlafbeere« oder »Winterkirsche« bekannt und gehört zu den bestuntersuchten Pflanzen.

Das krautige Gewächs bildet im Winter leuchtend rote Beeren aus, die nicht essbar sind. Medizinisch aktiv sind die Withanolide, die aus den Wurzeln gewonnen werden. Ashwagandha wird von vielen Betroffenen als Balsam für die Seele beschrieben, da es sich, bildlich gesprochen, wie ein Film über die überreizten Nerven legen kann. Deshalb wird es besonders von hochsensiblen Menschen geschätzt. Viele Psychopharmaka verursachen Schilddrüsenprobleme. Ashwagandha kann sich positiv auf die Schilddrüsenfunktion auswirken. Auch bei entzugsbedingter Schlaflosigkeit kann dieser indische Wurzelextrakt hilfreich sein.

Nahrungsergänzung

Nahrungsergänzungsmittel sind konzentrierte Nährstoffe, die auch in normalen Lebensmitteln vorkommen. In der heutigen Zeit gibt es ein Überangebot an nährstoffhaltiger Nahrung sogar im Winter. Wer sich bewusst und abwechslungsreich ernährt sowie frische, naturbelassene Lebensmittel nutzt, bekommt in der Regel alle Vitamine und Mineralstoffe, die er benötigt. Nach allen bisherigen wissenschaftlichen Erkenntnissen sind psychische Störungen keine Mangelerkrankungen. Allerdings kann es im höheren Alter, bei Krankheit oder während des Entzuges sinnvoll sein, den Körper mit Nährstoffen zu unterstützen.

Nahrungsergänzungsmittel sollten nicht auf Dauer oder sogar ein Leben lang eingenommen werden, sondern nur kurmäßig oder bei Bedarf. Sie eignen sich hervorragend für einen selektiven Gebrauch. Das bedeutet, sie können nach Gefühl eingenommen werden. Unser Körper ist gar nicht darauf ausgerichtet, täglich sämtliche Nährstoffe zu erhalten. Er ist gut vorbereitet, Lücken in der Versorgung zu überbrücken. Deshalb ist es möglich, auch wochenlang mit der Einnahme zu pausieren. Bei vielen Nahrungsergänzungsmitteln handelt es sich um Stoffe, die der Körper selbst produzieren kann. Ein Überangebot an Nährstoffen kann dazu führen, dass der Körper seine eigene Synthese einstellt. Die Stimulation der körpereigenen Produktion ist ein weiterer Grund, die Einnahme gelegentlich zu unterbrechen.

Welche Nährstoffe ein Mensch benötigt und wie sie verarbeitet werden, ist stark von der Besiedelung der Bakterien in seinem Darm, dem sogenannten Mikrobiom, abhängig. Das Mikrobiom ist so individuell wie der Fingerabdruck. Deshalb sind die Reaktionen auf Nahrungsergänzungsmittel höchst unterschiedlich. Sie können nicht vorhergesagt und nur durch Ausprobieren überprüft werden.

Es gibt einen verwirrend großen Markt an ergänzenden Stoffen. Wir haben uns auf solche beschränkt, die bei vielen Patienten eine Linderung der Entzugssymptomatik bewirkt haben. Alle aufgelisteten Nährstoffe können sich stabilisierend auf die Psyche auswirken.

Omega-3-Fettsäuren

Kaum ein Nährstoff ist so gut erforscht wie Omega-3-Fettsäuren. Das sind mehrfach ungesättigte Fettsäuren. Sie sind teilweise essenziell, das bedeutet, der Körper kann sie nicht selbst herstellen, sie müssen über die Nahrung zugeführt werden. Sie sind ein wesentlicher Baustein für die Struktur und die Funktionalität des Gehirns und wirken sich positiv auf unser Wohlbefinden aus.

Viele Patienten erleben eine nervenberuhigende Wirkung unter der Einnahme von Omega-3-Fettsäuren. Diesen für den Stoffwechsel wichtigen Nährstoff kann man am besten über den Verzehr von fettem Fisch wie Makrele, Lachs und Thunfisch zu sich nehmen. Er ist aber auch in pflanzlichen Lebensmitteln wie Leinöl, Rapsöl, Chiasamen und Walnüssen enthalten.

Vitamin D_3

Vitamine sind lebenswichtige Stoffe, die der Körper nicht selbst herstellen kann, sondern über die Nahrung zuführen muss. Vitamin D_3 ist eine Ausnahme, da der Körper es mithilfe von ausreichend Sonnenlicht selbst produzieren kann. Am besten sollte dazu der gesamte Körper den Sonnenstrahlen ausgesetzt werden. In manchen Gebieten ist die natürliche Sonneneinstrahlung selbst in den Sommermonaten nicht ausreichend. Experten empfehlen deshalb den Besuch von Solarien.

Vitamin D_3 ist wichtig für den Knochenaufbau. Seine positive Wirkung auf die Psyche ist gut belegt. Ein Mangel an Vitamin D_3 tritt häufig bei Frauen im mittleren Alter auf und kann zu Stimmungsschwankungen führen. Da es kaum in Lebensmitteln vorkommt und eine ausreichende Sonnenbestrahlung nicht immer gewährleistet ist, können hier Nahrungsergänzungsmittel sinnvoll sein. Vitamin D_3 ist fettlöslich und wird daher häufig als Kombinationspräparat mit Omega-3-Fettsäuren angeboten.

Vitamin B_{12}

Der Körper benötigt Vitamin B_{12} für den Energiestoffwechsel, zur Bildung von Blutzellen und für den Aufbau der Nervenhüllen. Dieses Vitamin kann der Körper nicht selbst bilden, es steckt vor allem in tierischen Produkten wie Fleisch, Fisch, Eiern und Milcherzeugnissen. Deshalb kann eine Nahrungsergänzung vor allem für Vegetarier und Veganer sinnvoll sein.

Eine Unterversorgung mit Vitamin B_{12} macht sich oft erst nach mehreren Jahren bemerkbar, da in der Leber große Depots angelegt sind. Sämtliche B-Vitamine sind wasserlöslich und für eine gesunde Nervenfunktion notwendig.

Eisen

Eisen ist ein wichtiges Spurenelement und lebensnotwendig. Der menschliche Körper kann es nicht selbst produzieren, und es muss daher über die Nahrung zugeführt werden. Es ist vor allem in Fleisch, aber auch in Hülsenfrüchten wie Linsen und Sojabohnen enthalten. Man findet es in Nüssen, Sonnenblumenkernen sowie Petersilie und Kresse.

Eisen spielt eine wichtige Rolle in vielen Stoffwechselprozessen und ist für den Sauerstofftransport im Blut mitverantwortlich. Wie viel Eisen unser Körper benötigt, ist je nach Lebensphase unterschiedlich und sehr individuell. Mit zunehmendem Alter oder bei Schwangerschaft steigt beispielsweise der Eisenbedarf an. Eisenmangel kann mit einer Depression verwechselt werden, denn Betroffene werden schnell müde, sind erschöpft und antriebslos. Daher kann es sinnvoll sein, auf eine eisenhaltige Ernährung zu achten oder bei anhaltender Erschöpfung Eisen, zum Beispiel als Saft, zu ergänzen.

L-Tryptophan

L-Tryptophan ist eine essenzielle Aminosäure, die zum Aufbau von Proteinen verwendet und im Körper in verschiedene Stoffe umgewandelt wird. Da L-Tryptophan eine Vorstufe von Serotonin ist, kann es während eines Antidepressiva-Entzuges die Symptomatik mildern. Denn genau wie Antidepressiva erhöht L-Tryptophan den Serotoninspiegel.

Sobald es in Serotonin umgewandelt wurde, kann Melatonin gebildet werden, was für einen besseren Schlaf sorgen kann.

L-Tryptophan kommt natürlicherweise in Fleisch, Fisch, Algen, Sojaprodukten, Sesam, Spinat und Bananen vor. Da man jedoch eine große Menge an tryptophanhaltiger Nahrung zu sich nehmen muss, um eine Erhöhung der Serotoninkonzentration zu erreichen, kann eine kurzzeitige Nahrungsergänzung, insbesondere während eines Entzuges, sinnvoll sein.

5-HTP

5-Hydroxytryptophan ist die direkte Vorstufe von Serotonin und wird aus L-Tryptophan gebildet. Es soll etwas stärker und schneller auf den Körper wirken als L-Tryptophan. Beide Stoffe wirken am selben Syntheseweg und sind für die die Bildung des Schlafhormons Melatonin notwendig. Der natürlichere Stoff ist jedoch L-Tryptophan, da er auch in der Nahrung vorkommt.

Magnesium

Magnesium ist ein lebenswichtiger Mineralstoff. Er ist an sehr vielen Stoffwechselprozessen im Körper beteiligt. Dieses Mineral ist unentbehrlich für die Funktion der Muskeln. Viele Menschen, die Psychopharmaka absetzen, leiden unter mehr oder weniger starken Muskelkrämpfen. Hier kann mit einer erhöhten Magnesiumzufuhr Abhilfe geschaffen werden.

Magnesium ist in vielen Gemüsesorten enthalten, aber auch in Vollkornbrot, Naturreis, Hülsenfrüchten, Nüssen, Kartoffeln und Sonnenblumenkernen. Da ein Überschuss an

Magnesium dem Körper schaden kann, empfehlen wir, die Magnesiumzufuhr nur langsam zu steigern.

Bitterstoffe

Eine jahrelange Psychopharmaka-Einnahme belastet die Leber. Während des Absetzens und in der Zeit danach kann es hilfreich sein, sie bei ihrem Entgiftungsprozess zu unterstützen. Für ihre Stoffwechseltätigkeit benötigt die Leber Bitterstoffe, wie sie beispielsweise in Chicorée, Artischocken, Brennnesseln und Löwenzahn vorkommen. Auch in Leber- und Gallentees sowie grünem Tee sind wertvolle Bitterstoffe enthalten. Wenn bitter schmeckende Lebensmittel selten auf Ihrem Speiseplan stehen, können Sie während einer Leberkur zusätzliche Bitterstoffe in Kapseln oder in Tropfenform einnehmen.

Man kann zusätzlich mit Leberwickeln eine Entlastung des Organs erreichen. Dazu wird ein kleines, feuchtes Handtuch auf den rechten Oberbauch gelegt, dort, wo sich die Leber befindet. Darauf wird eine Wärmflasche platziert und darüber ein größeres Handtuch fest um den Bauch gewickelt. Für einen entspannenden und entgiftenden Effekt bleibt man damit in Rückenlage circa dreißig Minuten liegen.

Psychotherapie

Psychotherapie gilt als gezielte Behandlung seelischer Störungen und findet meistens im Gespräch statt. In den letzten Jahren ist die Psychotherapie an ihre Grenzen geraten. Häufig wissen Patienten nach jahrelangen Therapiesitzungen genau, wo ihre Probleme liegen, was natürlich hilfreich ist, aber oft verbessert sich die Situation dadurch nicht. Das mag daran liegen, dass die gesprächsbasierten Therapien vor allem auf der Verstandesebene stattfinden. Denn wenn ich spreche, muss ich denken. Durch noch mehr Denken lassen sich Schwierigkeiten eines außer Kontrolle geratenen Denkapparats nicht lösen. Auch emotionale Verletzungen lassen sich nicht »wegdenken«.

Diesen Gesichtspunkt berücksichtigen seit Neuestem auch die Krankenkassen. Früher wurden lediglich die Kosten für eine tiefenpsychologisch fundierte Psychotherapie, eine analytische Psychotherapie oder eine Verhaltenstherapie übernommen. Seit 2015 wird die EMDR-Therapie zur Behandlung von posttraumatischen Belastungsstörungen als Kassenleistung getragen. EMDR ist eine englischsprachige Abkürzung und steht für »Eye Movement Desensitization and Reprocessing«, auf Deutsch »Desensibilisierung und Verarbeitung durch Augenbewegung«. EMDR ist eine Methode, mit der belastende Erfahrungen verarbeitet werden können. Seit 2020 sind auch die Systemischen Therapien von den Kassen anerkannt. Ihre bekannteste Methode ist die Familienaufstellung.

Das sind alles eher praktische und dynamische Verfahren, die sich in den letzten Jahren bewährt haben. Dazu zählen wir auch die systemische Hypnotherapie. Bei dieser Methode werden die Erkenntnisse aus der Hypnosetherapie mit denen der systemischen Therapie verbunden, um Veränderungen beim Patienten zu bewirken.

Während des Absetzens treten bei den Betroffenen häufig Ängste auf, oder es verstärken sich bestehende Ängste. Diese Last kann ein Therapeut lindern helfen und außerdem zur Stabilisierung beitragen. Allerdings besitzen immer noch nur sehr wenige Therapeuten Erfahrungen mit Psychopharmaka-Entzug. Es kann daher sinnvoll sein, die Bereitschaft des Therapeuten dazu im Vorfeld abzufragen. Andere Betroffene wie Genesungsbegleiter und Teilnehmer von Selbsthilfegruppen haben dasselbe erlebt. Auch sie können eine wertvolle Stütze während des Psychopharmaka-Entzuges sein.

Psychosoziale Hilfen

Unterstützung während einer psychischen Krise oder im Entzug muss nicht unbedingt von einem ausgebildeten Therapeuten oder Arzt kommen. Empathische und geduldige Begleitung können auch Freunde, Verwandte, psychiatrisches Personal, Mitpatienten, Genesungsbegleiter, Pastoren, Selbsthilfegruppen oder der Austausch in Internetforen bieten.

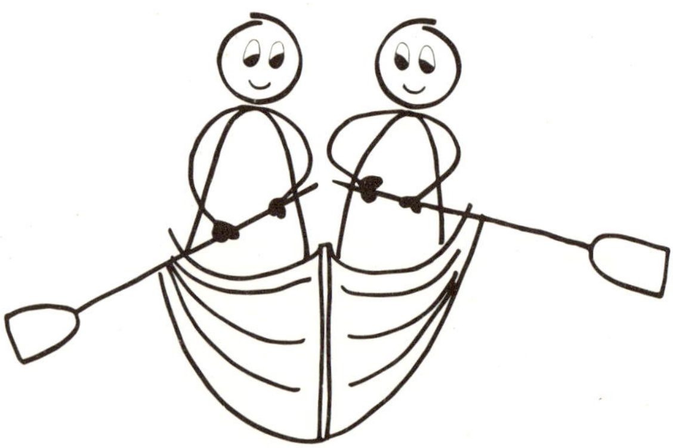

Genesungsbegleiter sind Menschen mit Psychiatrie-Erfahrung, die ihre persönlichen Erfahrungen anderen Betroffenen zur Verfügung stellen. Sie durchlaufen ein standardisiertes Ausbildungsprogramm. Dabei helfen sie nicht nur anderen Patienten, sondern können die eigenen Erlebnisse bei diesen Prozessen verarbeiten. Das 2005 ins Leben gerufene Programm bringt Bewegung in das eingefahrene Psychiatriesystem.

Psychische Krankheiten können sehr langwierig sein und dadurch zu Problemen in den Bereichen Arbeit, Wohnung und Finanzen führen. Hier können Sozialarbeiter und kirchliche Einrichtungen tatkräftige Unterstützung leisten. Durch Klärung, Ordnung und Gestaltung dieser wichtigen Lebensbereiche helfen diese engagierten Kräfte beim Aufbau von befriedigenden Lebensumständen und tragen so zur Stabilisierung bei. In den meisten Fällen werden Sozialarbeiter nach einem Krankenhausaufenthalt des Betroffenen vermittelt. Es kann sich jedoch lohnen, nicht bis zu einem stationären Aufenthalt zu warten, sondern psychosoziale Hilfen von Anfang an mit einzubeziehen.

Sport

Die positive Wirkung von regelmäßiger Bewegung auf die Psyche ist bestens untersucht und belegt. Besonders depressive Patienten profitieren von einem konsequenten Bewegungsprogramm. Jeder sollte die Art von Sport auswählen, die ihm Spaß macht, die in seiner Nähe ausführbar ist und die ihm auch seelisch guttut. Vor allem Spaziergänge in der Natur sind eine Bewegungsform, bei der auch die Seele auftanken kann. An dem Sportprogramm sollte man auch in schlechten Phasen festhalten, um genau dann davon zu profitieren.

Für Menschen, die sich in einem Psychopharmaka-Entzug befinden, ist das besonders schwierig. Sie leiden häufig unter starken Ängsten, die sie hindern, nach draußen zu gehen. Der Entzug kann zu anhaltenden Muskelschmerzen, Muskelverhärtungen, Parästhesien – das sind Missempfindungen – und einem stark ausgeprägten Muskelkater führen. Diesen Menschen geht es erst mal schlechter, wenn sie Sport machen. Es kann sich jedoch lohnen, dabeizubleiben und nicht zu erwarten, an frühere Leistungen anknüpfen zu können. Mithilfe einer Pulsuhr kann das Leistungsniveau überprüft werden. Bei starken muskulären Einschränkungen sollte die Pulsfrequenz unter 120 Schlägen liegen. Dadurch lassen sich die negativen Begleiterscheinungen mindern. Auch langsames Schwimmen oder Yin-Yoga sind sehr gelenk- und muskelschonende Bewegungsformen, die mit niedrigem Puls ausgeführt werden.

Sport zu betreiben hat nicht nur einen positiven Effekt auf die Muskulatur und den Körper, es ist auch ein wichtiger Schritt hin zu gelebter Selbstfürsorge.

Entspannungstechniken

Das Erlernen von Entspannungstechniken bringt viele gesundheitliche Vorteile. Deshalb übernehmen die meisten Krankenkassen zwei Entspannungskurse pro Jahr. Stress und Schlaflosigkeit sind oftmals am Entstehen von psychischen Krankheiten beteiligt. Entspannungsverfahren sind daher gut geeignet, um einer psychischen Krankheit vorzubeugen. Sie sollten in gesunden Phasen erlernt und regelmäßig geübt werden. Dann können sie auch gegen die Ängste und Anspannung während einer Krise oder eines Entzuges helfen.

Yoga

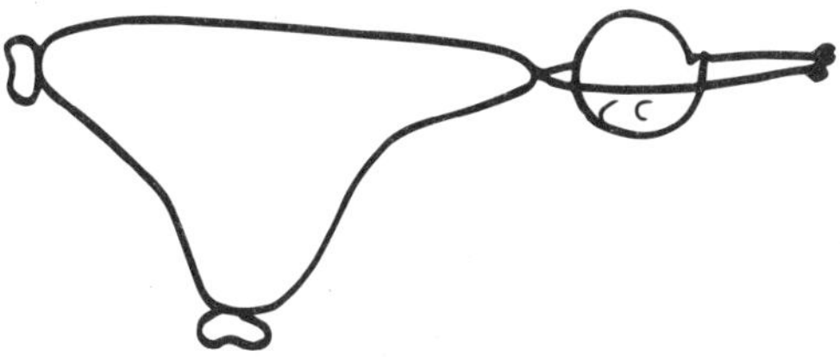

Yoga ist eine sehr alte Lehre und Heilkunst aus Indien. Seit Jahrzehnten ist sie im Westen sehr populär und wird häufig angeboten. Eine Yogastunde setzt sich aus Körperübungen zusammen, bei denen die Muskeln sanft gedehnt werden, Atemübungen, Meditation und Entspannung. Durch die Konzentration auf den Atem findet eine Beruhigung statt, und man lernt seine Grenzen und den eigenen Körper besser kennen.

Progressive Muskelentspannung

Dieses Verfahren ist leicht zu erlernen. Es wurde von einem Amerikaner entwickelt. Er hatte herausgefunden, wie sich durch systematisches Anspannen und Entspannen der Muskulatur Gefühle wie Angst und Anspannung auflösen können. Die Übungen werden im Liegen oder in einem bequemen Sessel ausgeführt. Dabei spannt man eine Muskelgruppe nach der anderen an, hält die Spannung kurze Zeit und lässt sie dann wieder los. Im Laufe des Trainings soll man unterscheiden lernen, wie sich normale und überhöhte Anspannung im Körper anfühlen. Wenn man sich mit der Technik vertraut gemacht hat, dient sie dem Abbau von Schlafstörungen, Angst und Stress. Auch bei entzugsbedingter innerer Unruhe kann diese Methode helfen.

Autogenes Training

Das autogene Training wurde von einem deutschen Arzt entwickelt. Dieses Entspannungsverfahren stellt eine Form der Selbsthypnose dar, die im Liegen oder im entspannten Sitzen durchgeführt wird. Mit typischen Sätzen wie »Ich bin vollkommen ruhig« oder »Mein linker Arm ist warm und schwer« wird ein Umschalten des Körpers in den Ruhezustand erreicht. Diese Technik wird meist von einem ausgebildeten Lehrer angeleitet. Später soll der Teilnehmer in der Lage sein, jederzeit selbst einen Entspannungszustand herbeizuführen.

Tai Chi

Tai Chi ist aus der chinesischen Kampfkunst hervorgegangen. Beim Tai Chi werden zeitlupenartige Bewegungen in Bildern – wie zum Beispiel »Der Kranich breitet seine Schwingen aus« – mit dem Atem verbunden. Tai Chi ist aktiver als Yoga. Wegen seiner Herkunft aus dem Kampfsport fühlen sich auch Männer von den langsamen, fließenden Bewegungen angesprochen. Sie wirken ausgleichend auf die Psyche, helfen beim Stressabbau und kräftigen den Bewegungsapparat.

Qi Gong

Qi Gong stammt aus der chinesischen Medizin. »Qi« steht für die Lebensenergie, »Gong« für Arbeit oder ständige Übung. Nach dem universellen Prinzip von Yin und Yang verschmelzen dabei äußere Bewegung und innere Ruhe. Qi Gong ist eine sehr sanfte Methode und wird hauptsächlich im Stehen praktiziert. Dabei richtet man die Konzentration auf die Atmung, auf bestimmte Organe oder Körperbereiche. Es gilt, die Lebensenergie, das Qi, zu fühlen und strömen zu lassen. Mit langsamen, zielgerichteten Bewegungen soll Harmonie wiederhergestellt werden. Qi Gong eignet sich sowohl zur Entspannung als auch zur Aktivierung. Gleichzeitig wird die Körperwahrnehmung gestärkt.

Meditation

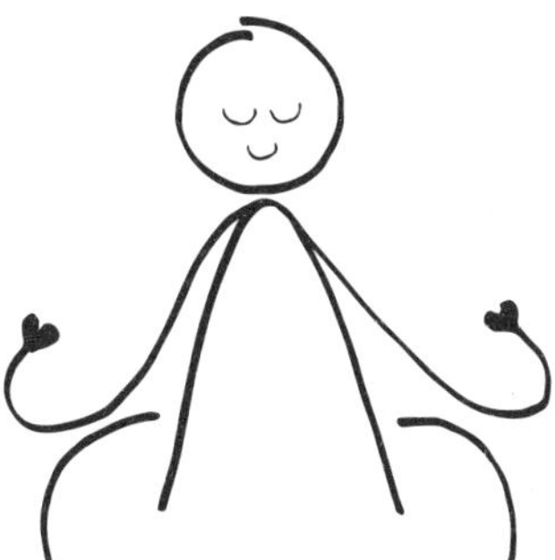

Sämtliche aufgezählte Entspannungsverfahren sind geeignet, um daran eine Meditation anzuschließen. Das hat den Vorteil, dass der Geist sich bereits beruhigt hat und dadurch der Einstieg in die Meditation erleichtert ist. Sie wird ohne Bewegung des Körpers und meistens im Sitzen ausgeführt. Die üblichste Meditationsmethode, die sich auch zum Einstieg anbietet, ist die Konzentration auf den Atem. Dabei kommt der Geist zur Ruhe. Nach einiger Übung wird es möglich, seine negativen Gedankenmuster zu erkennen und sich davon zu distanzieren. Das ist eine sehr wichtige Erfahrung, insbesondere bei Zwängen, Ängsten und Depressionen. Meditation ist eine hochwirksame Methode, um die Aufmerksamkeit auf das Hier und Jetzt zu lenken und dem Gedankenrasen entgegenzuwirken.

Um konsequent dabei zu bleiben, ist es wichtig, die Meditationsdauer nur langsam zu steigern und sich nicht zu überfordern. Meditation hilft, Stress zu reduzieren, Spannungen abzubauen sowie den Blutdruck zu senken, und sie kann zu gefestigtem innerem Frieden führen.

Kreative Therapien

»Kreative Therapie« ist eine Sammelbezeichnung für Tanz-, Schreib-, Kunst- und Musiktherapie. Manchen Patienten fällt es leichter, sich in kreativer Form auszudrücken, als über Probleme zu sprechen. Kreative Therapien können ohne Worte einen unmittelbaren Zugang zu tiefen Gefühlen und längst vergessenen Erinnerungen schaffen. Damit lassen sich belastende Erlebnisse, kränkende Situationen, Schmerz oder traumatische Ereignisse verarbeiten. Kreative Therapien werden oft in psychiatrischen Kliniken angeboten, um sich über Gefühle bewusst zu werden und nonverbale Bewältigungswege zu eröffnen. Da das Therapieangebot in Kliniken meist recht umfangreich ist, kann jeder Patient ausprobieren, zu welchem Zweig er sich hingezogen fühlt.

Aber auch zu Hause kann man kreative Therapien etablieren. Um Tagebuch zu schreiben, Bilder zu malen, mit Ton oder Holz zu arbeiten, zu tanzen oder zu singen, braucht man nicht mal einen Kurs zu buchen. Man benötigt dazu lediglich etwas Disziplin und feste Zeiten, die für den kreativen Ausdruck reserviert werden. Kreativität hilft, sich seiner selbst bewusst zu werden, und schafft so Selbst-Bewusstsein.

Musik

Kaum etwas wirkt direkter und schneller auf unsere Emotionen als Musik. Sie kann nachweislich unsere Gehirnstruktur verändern.[94] Deltawellen sind Frequenzen, die natürlicherweise während des Tiefschlafs in unserem Gehirn auftreten. Mit Musik auf der Basis sogenannter Deltawellen wird das Gehirn stimuliert, selbst diese Wellen zu erzeugen. Deltawellen wirken beruhigend, können den Gedankenstrom verlangsamen und so für ein besseres Einschlafen sorgen.

Es gibt auch eine Vielzahl heilsamer Musik, die sich beim Hören positiv auf die seelische Verfassung auswirkt. Die Musikerin Ashika verknüpft spirituelle Weisheiten mit eigenen Kompositionen.[95] Ihre Musik kann negative Stimmungen auflösen und Gefühle von Liebe und Geborgenheit hervorrufen. Musik ist ein machtvolles, therapeutisches Instrument, das sich positiv auf die Gesundheit des Körpers und der Psyche auswirken kann.

Massagen

Bei einer psychischen Erkrankung findet eine starke Verlagerung des Seins in den Kopf statt. Der Geist hat ungebeten das Ruder übernommen, und der Betroffene ist seinen rastlosen Gehirnimpulsen hilflos ausgeliefert. Massagen helfen, die Aufmerksamkeit wieder in den Körper zu verlagern. Sie können ein Wohlgefühl auslösen und dem ruhelosen Geist eine erholsame Pause verschaffen. Sanfte Massagen können depressive und ängstliche Symptome vermindern. Die Berührung, die Stoffwechselanregung und die Entspannung der Muskulatur wirken sich positiv auf die psychische Verfassung und die eigene Körperwahrnehmung aus.

Während eines Entzuges können Massagen eingesetzt werden, um die häufig auftretenden Muskelkrämpfe zu lindern. In einer psychischen Krise kann es manchen Menschen unangenehm sein, sich am ganzen Körper berühren zu lassen. Ihnen ist möglicherweise mit einer Fußreflexzonenmassage geholfen. Auch sie ist sehr geeignet, Verspannungszustände zu lösen und die Energie vom überaktiven Kopf umzulenken. Eine Fußmassage kann auch das Einschlafen erleichtern.

Mittlerweile sind elektrische Fußmassagegeräte für den Hausgebrauch erhältlich. Massagen müssen nicht immer von professionellen Kräften ausgeführt werden. Eine Massage vom Partner, Freunden oder Verwandten kann ähnliche Effekte erzielen. Sogar Selbstmassagen können wohltuend sein.

Seit ein paar Jahren ist die Faszienmassage sehr populär. Die Amerikanerin Jill Miller hat eine Roll-Modell-Methode und dazugehörige Bälle entwickelt, mit denen sich Schmerzen und Verspannungen durch Selbstmassagen lösen lassen.

Ihre Methode kann intuitiv angewendet werden. Es empfiehlt sich jedoch, das dazugehörige Buch und ihre Videos zu Hilfe zu nehmen.[96] Die Techniken sind auch gut geeignet, um im Körper gespeicherte Traumen zu bewältigen, sowie zur Aktivierung bei Depressionen. Während des Entzuges lassen sich auftretende Muskelkrämpfe und Schmerzen wegrollen.

Lichttherapie

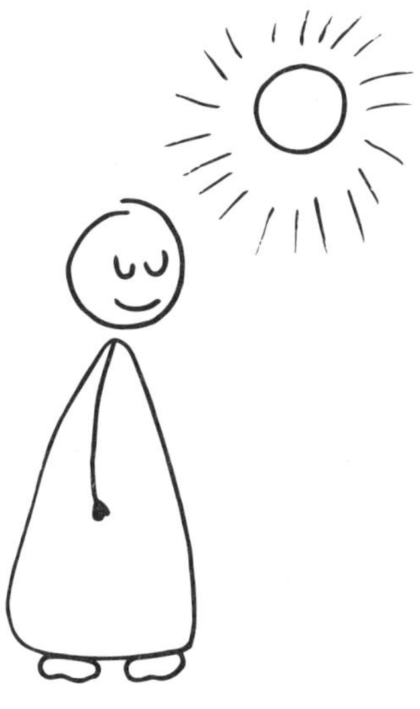

Jeder kennt die positive Wirkung der Sonne auf unser Gemüt. Heute weiß man, dass Licht unseren Schlaf-wach-Rhythmus, die innere Uhr, beeinflusst. Diese steuert zahlreiche Körperfunktionen. Mit einer Tageslichtlampe kann man auch an wolkenverhangenen Tagen die Stimmung heben und den Schlaf verbessern. Für eine Lichttherapie muss man heute nicht mehr eine Arztpraxis aufsuchen. Tageslichtlampen sind bereits ab 40 Euro im Internet erhältlich. Beim Kauf sollte man auf ein zertifiziertes Medizinprodukt zurückgreifen, um Augenreizungen zu vermeiden.

Die Lichtanwendung sollte täglich am Morgen für eine halbe Stunde durchgeführt werden. Dabei kann man lesen oder frühstücken. Das Licht wird über die Netzhaut des Auges aufgenommen und in elektrische Impulse umgewandelt. Da die Netzhaut sehr empfindlich ist, sollte man vermeiden, länger in das helle Licht zu schauen, und die Lampe so positionieren, dass sie nicht direkt ins Auge scheint.

Die Anschaffung einer Tageslichtlampe ist kostengünstig, die Anwendung einfach, und manchen Menschen gelingt es damit, ihre Stimmung zu stabilisieren.

Soziale Kontakte

Psychische Krankheiten werden oft von sozialer Isolierung begleitet. Sie scheinen diese sowohl auszulösen als auch zu bedingen. Der Psychopharmaka-Entzug ist ebenfalls ein Risiko für soziale Isolierung, da es vielen Menschen dabei dauerhaft schlecht geht und sie sich von allerlei Aktivitäten zurückziehen.

Einsamkeit verschärft die psychischen Probleme. Soziale Kontakte, menschliche Nähe und Fürsorge sind für die seelische Stabilität von entscheidender Bedeutung.

Viele Menschen erleben eine Erleichterung ihrer Symptomatik, wenn sie sich um andere kümmern; denn in diesen Momenten kreisen die Gedanken nicht um die eigenen Schwierigkeiten. Deshalb kann es helfen, ein Ehrenamt auszuüben, beispielsweise im Verein, in der Kinderbetreuung, im Krankenhaus, im Pflegeheim oder im Hospiz. Es gibt auch die Möglichkeit, als Genesungsbegleiter für psychisch Erkrankte die eigenen Erfahrungen weiterzugeben. Damit kann man sogar Geld verdienen.

Selbsthilfegruppen sind eine weitere Option, sich aus der sozialen Isolierung zu befreien. Die Treffen finden regelmäßig statt und können auch während Krisen genutzt werden, weil alle Teilnehmer für eine schlechte Verfassung Verständnis haben.

Das menschliche Miteinander ist für die Aufrechterhaltung des psychischen Gleichgewichts unverzichtbar.

Schutz vor zu vielen Reizen

Heutzutage findet die Aufrechterhaltung sozialer Kontakte häufig über digitale Medien statt. Das kann echte menschliche Kontakte nicht ersetzen. Während die Nähe zu anderen sich beruhigend auf die Psyche auswirkt und die Motivationssysteme im Gehirn aktiviert, führt die Nutzung von sozialen Medien schnell zu Überreizung.

Reizüberflutung ist eines der größten Probleme des modernen Menschen. Er hat 24 Stunden Zugang zu einem unerschöpflichen Warenangebot und einem unbegrenzten Informationskosmos. Darin kann er sich regelrecht verlieren. Die permanente Reizüberflutung führt zu Dauerstress, Abkopplung von den eigenen Emotionen und zu Angst. Für die psychische Gesundheit ist es ratsam, das Handy immer wieder auszuschalten und die Internetzeiten zu begrenzen.

Es gilt, eine schwierige Balance zu halten zwischen zu viel

Kontakten und zu wenig. Beides kann sich schädlich auf die Psyche auswirken. Während einer psychischen Erkrankung, unter Psychopharmaka-Einnahme und während des Entzuges steht den Betroffenen weniger Kraft zur Verfügung, als sie es gewohnt sind. Diese muss sorgsam eingeteilt werden. Deshalb sollte man sich unbedingt vor zu vielen Reizen abschirmen.

Spiritualität

Psychische Krisen drehen sich häufig um religiöse Inhalte. Es geht um Tod, Teufel, Jesus Christus, Versündigung, aber auch um mystische Gotteserfahrungen und Zeichen, die gedeutet werden müssen. Das ist nicht nur ein Symptom der Erkrankung, sondern deutet darauf hin, dass spirituelle Bedürfnisse im täglichen Leben unterdrückt werden und sich nun einen Weg ins Bewusstsein bahnen.

Durch den Verlust eines tiefen Glaubens ist in der heutigen Zeit der natürliche Zugang zu unserer Seele erschwert. Ihre wahren Bedürfnisse werden in unserer nach außen gerichteten Welt nicht mehr wahrgenommen und auch nicht ausgedrückt. Die Einbindung in einen Glauben, in eine spirituelle Gemeinschaft sowie das Ausüben von spirituellen Praktiken kann helfen, wieder Zugang zu unserem Inneren zu erhalten und dem Leben einen Sinn zu verleihen. Das Eingebettet-Sein in einen spirituellen Pfad ist ein wirksames Mittel gegen die quälende innere Leere, vor der viele Menschen auf alle erdenkliche Art zu fliehen versuchen.

Die transformierende Kraft von Spiritualität ist seit Jahrtausenden bekannt. Spirituelle Wege können in Bereiche jenseits vom Zweifel führen und Gefühle von Liebe im Inneren wachsen lassen. Sie sind daher für die Heilung von großer Bedeutung. Dabei spielt die religiöse Glaubensrichtung eine untergeordnete Rolle. Wichtig ist, die Aufmerksamkeit nach innen zu richten und darauf zu achten, dass der eingeschlagene Pfad zu innerem Frieden führt.

Und für unsere Gesundheit wäre es am besten, diesem Weg auch dann weiter zu folgen, wenn es uns wieder besser geht.

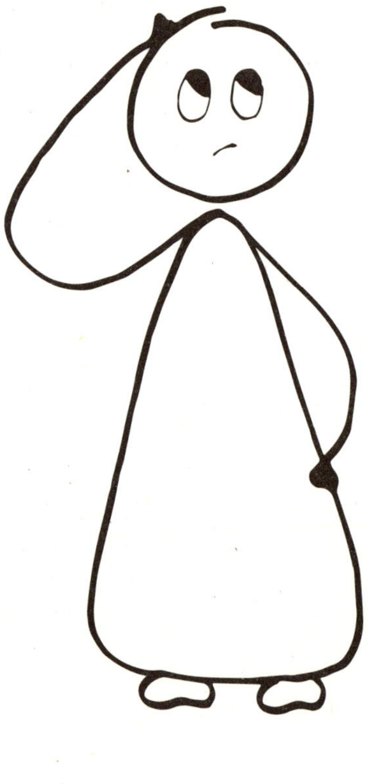

6 Fragen und Antworten

Übersicht

Bei unseren Vorträgen erhalten alle Teilnehmer am Ende die Gelegenheit, Fragen zu stellen. Deshalb haben wir uns entschieden, auch dieses Buch mit der Beantwortung Ihrer Fragen ausklingen zu lassen. Da wir nicht wissen, ob Sie sich nur einzelne Fragen durchlesen, die Sie persönlich betreffen, kann es während des Lesens des gesamten Kapitels zu Wiederholungen der wichtigsten Informationen kommen. Die Fragen lassen sich thematisch in vier Gruppen einteilen.

Absetzen?

7. Ich will meine Medikamente absetzen. Gibt es außer der empfohlenen 10-Prozent-Methode noch andere Möglichkeiten? → 179
8. Sind das nach mehreren Monaten ohne Tabletten immer noch Entzugssymptome? → 181
9. Kann ich während des Entzuges arbeiten? → 182
10. Gibt es Gründe, die gegen einen Absetzversuch sprechen? → 183

Arzt?

11. Mein Arzt sagt, ich muss die Medikamente ein Leben lang einnehmen. Wie ist das einzuschätzen? → 184
12. Können Sie mir einen Arzt oder eine Klinik empfehlen? → 186
13. Was soll ich tun, wenn meine Krankenkasse/mein Arbeitgeber/mein Betreuer/mein Psychiater/der Amtsarzt mich zur Medikamenteneinnahme zwingen will? → 187

Medikamente?

14. Ich nehme Psychopharmaka und habe sexuelle Funktionsstörungen. Sind diese dauerhaft? → 191
15. Ich nehme Psychopharmaka – bin ich süchtig? → 193
16. Ich nehme seit vielen Jahren Psychopharmaka und bin immer weniger belastbar geworden. Liegt das an den Medikamenten? → 196
17. Ich habe das Gefühl, die Medikamente vergiften mich. Ist da etwas dran? → 197
18. Raten Sie auch manchen Menschen, die Medikamente weiter einzunehmen? → 200
19. Ist es sinnvoll, ein neues Medikament auszuprobieren, wenn das alte nicht wirkt? → 201

Methoden?

Absetzen?

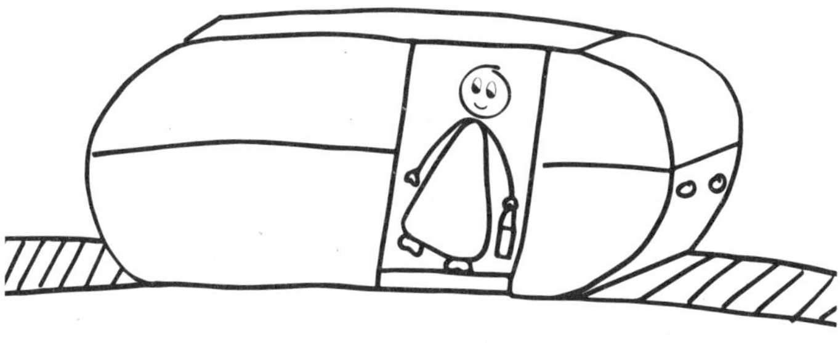

1. Wie kann ich Krankheitssymptome von Absetzsymptomen unterscheiden?

Das ist eigentlich recht einfach. Wenn Sie in einer Phase, in der Sie sich gut und stabil fühlen, Ihre Medikamente weglassen und sich anschließend Beschwerden einstellen, so ist davon auszugehen, dass es sich um Absetzsymptome handelt. Es gibt noch weitere Kriterien, an denen Sie sich orientieren können.

Während eine psychische Krankheit sich meistens langsam ankündigt, also schleichend beginnt, berichten viele Betroffene bei Absetzsymptomen eher von einem schlagartigen Einsetzen. Dabei nehmen Antidepressiva eine Sonderrolle unter den Psychopharmaka ein. Lässt man beispielsweise ein Benzodiazepin weg, stellen sich die Entzugssymptome unmittelbar ein. Bei Antidepressiva tritt die Symptomatik oft mit starker Zeitverzögerung auf. Nicht selten kommt es erst nach Wochen oder Monaten zu starken Einbrüchen. Die davon Betroffenen nennen es »Wellen«. Die Problematik erfasst sie wie eine »Welle« und kann sie aus dem Leben reißen, wenn sie schon gar nicht mehr damit gerechnet haben.

Das Verwirrende für die Betroffenen ist, dass beim Absetzen von Psychopharmaka ganz ähnliche Symptome ausgelöst werden wie die, wogegen die Medikamente ursprünglich eingenommen wurden.

Der schlagartige Beginn sowie das Auftreten von neuen, nie gekannten körperlichen und psychischen Symptomen sind ein deutlicher Hinweis auf ein Entzugsgeschehen. Wo sollen solche Symptome in einer stabilen Lebensphase sonst herkommen?

Der Absetzprozess gestaltet sich sehr individuell, dennoch haben wir hier die häufigsten Symptome aufgelistet:

- schwere Schlafstörungen,
- Albträume und nächtliche Panikattacken,
- Auslösen der ursprünglichen Erkrankung,
- grippeartige Beschwerden,
- innere Unruhe,
- erhöhte Reizbarkeit,
- Magen- und Darmbeschwerden,
- elektrische Entladungen im Gehirn (Brainzaps),
- Zittern bis hin zu Krämpfen,
- Schwindel,
- Tinnitus,

- Traurigkeit,
- Ängstlichkeit.

Wenn solche Symptome auftreten, sind die meisten Menschen überzeugt, ihre Krankheit sei zurück und sie benötigen die Medikamente tatsächlich ein Leben lang. Das bekommen Sie auch von den Ärzten immer wieder so vermittelt. Meist ist es ein langsamer Prozess, bis der Betroffene die Zusammenhänge zwischen Absetzen und aufkommenden Symptomen erkennt. Irgendwann wird ihm klar: »Jedes Mal, wenn ich die Medikamente absetzen will, geschieht – egal, in welcher Lebenssituation ich mich befinde – genau dasselbe. Das kann nicht jedes Mal meine Krankheit sein.« Und mit dieser Erkenntnis beginnt ein einsamer Weg.

2. Mit welchen Problemen muss ich beim Absetzen rechnen?

Das lässt sich genauso wenig vorhersagen wie die Wirkung der einzelnen Medikamente auf den Patienten. Jeder Mensch reagiert anders. Die Frage ist leichter zu beantworten, wenn bereits ein gescheiterter Absetzversuch stattgefunden hat. Dann wartet meist keine Überraschung mehr auf den Behandler und den Patienten. Beim nächsten Versuch ist mit genau denselben Problemen wieder zu rechnen. Meistens verschärfen sich die Schwierigkeiten jedoch mit jedem gescheiterten Absetzversuch, da die Psyche mit starken Ängsten reagiert. Deshalb empfiehlt es sich, das Absetzen gleich beim ersten Mal gut zu planen. Dann sind die Chancen für ein erfolgreiches Absetzen am höchsten.

Es besteht ein Unterschied darin, welche Stoffgruppe abgesetzt wird und wogegen die Medikamente eingenommen wurden. Menschen, die nie psychische Probleme hatten und die Medikamente wegen körperlicher Leiden (beispielsweise

Migräne oder Rückenschmerzen) eingenommen haben, tun sich manchmal leichter. Sie halten sich nicht für psychisch krank und gehen viel unbeschwerter an die Sache heran. Außerdem nehmen Patienten, die Psychopharmaka wegen körperlicher Beschwerden einnehmen, diese nur über einen kurzen Zeitraum. Sie bemerken schnell, wenn die Medikamente nicht helfen, und setzen sie rasch wieder ab.

Wenn der Absetzwillige bemerkt, dass ihm das Reduzieren seiner Medikamente Probleme bereitet, bekommt er es oft mit der Angst zu tun, die nicht selten in Verzweiflung mündet. Er befürchtet, seine Medikamente nie loszuwerden, hat Angst vor den quälenden Symptomen, die auf ihn warten, sobald er die Tabletten weglässt, und fühlt sich vollkommen allein gelassen.

Die Gefühle von Angst und Hoffnungslosigkeit verstärken die Absetzsymptomatik. In diesem Fall wird es auch für den erfahrenen Behandler schwierig, die Symptome eindeutig zuzuordnen. Um die psychische Komponente beim Entzug so gering wie möglich zu halten, ist es wichtig, sich schon im Vorfeld mit der Thematik zu beschäftigen.

3. Warum sind Psychopharmaka oft wirkungslos und machen trotzdem große Schwierigkeiten beim Absetzen?

Dies ist eine gute und oft gestellte Frage, die eigentlich ganz einfach zu beantworten ist, etwa am Beispiel der Antidepressiva. Die meisten Antidepressiva erhöhen nachweislich durch den Mechanismus der Wiederaufnahmehemmung den Serotoninspiegel im Liquor (also in der Gehirnflüssigkeit). Das geschieht innerhalb von wenigen Stunden und lässt sich messen.

Der Haken an der Sache ist nur, dass der Serotoninspiegel und eine Depression nichts miteinander zu tun haben. Auch das kann man messen. Es gibt depressive Patienten mit einem relativ hohen Serotoninspiegel und welche mit niedrigem. Genauso wenig ist eine Besserung der Depression an den Serotoninwert gekoppelt. Man hat den Liquor von Patienten untersucht, nachdem ihre Depression verschwunden war. Nie hat sich ein einheitliches Bild ergeben.[97] Manche Patienten hatten nach Abklingen der Depression sogar niedrigere Serotoninwerte als vorher. Der Haupteffekt von Antidepressiva ist die Erhöhung des Serotoninspiegels. Da dieser Effekt jedoch eine Depression nicht zum Abklingen bringen kann, kommt bei den meisten Patienten folglich keine antidepressive Wirkung an.

Grundsätzlich lassen sich die Ereignisse an der Synapse von Nervenzellen, also das Heraufregulieren von Botenstoffen nicht mit psychiatrischen Symptomen in Verbindung bringen. Das bedeutet, die Wirkung von Psychopharmaka ist nicht vorhersehbar. Wenn man allerdings mit Medikamenten in den Gehirnstoffwechsel eingreift, ist das Gehirn bestrebt, den Ist-Zustand vor der Medikamentengabe wiederherzustellen. Es hat dafür mehrere Anpassungsmechanismen zur Verfügung. Im Fall von Antidepressiva kann es also weniger Serotonin produzieren, seine Fähigkeit, Serotonin zu entsorgen, erhöhen oder seine Empfindlichkeit auf Serotonin herabsetzen. Das Gehirn baut sozusagen sein Netzwerk um das Medikament herum.

Wenn man nun das Medikament weglässt, ergeben sich Funktionsstörungen im Netzwerk, die sowohl psychische als auch körperliche Symptome verursachen können. Dadurch kann sogar die Krankheit, gegen die das Medikament ursprünglich eingenommen wurde, ausgelöst werden. Aus diesem Grund kommt es häufig vor, dass ein psychiatrisches Medikament keine Wirkung erzielt, aber große Schwierigkeiten beim Absetzen bereitet.

4. Hat jeder, der Psychopharmaka absetzt, diese Schwierigkeiten?

Nein, Gott sei Dank nicht. Obwohl wir, beruflich bedingt, kaum jemanden kennen, der seine Psychopharmaka ohne Probleme absetzen konnte, gehen wir davon aus, dass es auch Menschen gibt, denen dies ohne große Schwierigkeiten gelingt. Diese Menschen suchen dann aber nicht unseren Rat.

Es gibt eine Faustregel: *Je kürzer die Einnahmedauer, desto leichter gestaltet sich das Absetzen.*

Von dieser Faustregel gibt es natürlich Ausnahmen. Wir kennen Fälle, in denen sich eine Abhängigkeit bereits nach wenigen Tagen eingestellt hat. Das ist leider nicht vorhersehbar. Wenn Sie ein Medikament ansetzen und nach vier Wochen Einnahmedauer keine Besserung eingetreten ist, empfehlen wir, das Medikament auszuschleichen. Damit wird vermieden, dass eine Abhängigkeit entsteht, obwohl das Mittel nicht hilft. Denn das ist für die Betroffenen immer besonders bitter, wenn Medikamente ihnen keinen spürbaren Vorteil bringen, sie diese aber trotzdem nicht loswerden.

Die Ausprägung von Entzugsschwierigkeiten variieren. Es sind alle Abstufungen möglich. Während manche die Symptome noch gut aushalten können und sogar arbeitsfähig bleiben, fallen andere durch den Entzug aus dem Leben und werden vorübergehend zum Pflegefall. Auch die Toleranzschwellen sind sehr unterschiedlich. Manche Menschen sind hart im Nehmen, während andere Widrigkeiten kaum ertragen können. Am Anfang kann es hilfreich sein, sich einen gut durchdachten Absetzplan zu machen und nicht allzu viele Gedanken auf mögliche Symptome zu verwenden. Man weiß, es kann unangenehm werden, aber es wird vorübergehen. Wenn man Glück hat, gehört man zu denen, die einen Entzug gut bewältigen. Erst wenn es nicht klappt, muss man tiefer in die Materie eintauchen.

5. Ich bin durch das Absetzen in Zustände geraten, die ich nicht mehr aushalten kann. Soll ich die Medikamente wieder einnehmen?

Das ist sehr unterschiedlich. Die größten Schwierigkeiten beginnen in den meisten Fällen, wenn die sogenannte Nulllinie erreicht ist, also keinerlei Stoff mehr im Körper ankommt. Selbst diese Grenze ist individuell verschieden. Es kann sein, dass bereits vor der Nulllinie, wenn noch Medikamente eingenommen werden, das Gehirn so reagiert, als käme gar kein Stoff mehr an.

Vielen Betroffenen gelingt das Reduzieren ihrer Medikamente gut, wenn sie sehr langsam und schrittweise vorgehen. Diese Menschen sind dann vom Ausmaß der Schwierigkeiten unter der Nullmedikation besonders überrascht. Das kann so schwer zu ertragen sein, dass sie auf Anraten ihrer Ärzte und ihres Umfeldes die Medikamente lieber wieder ansetzen, häufig sogar noch in einer höheren Dosis als zuvor. In manchen Fällen verschwinden die Symptome dann fast augenblicklich, in anderen jedoch bleibt die Symptomatik trotz des Wiedereinnehmens bestehen. Das ist für die Betroffenen besonders schlimm. Sie wollen das Medikament loswerden und nehmen es gegen ihre Überzeugung wieder ein, ohne dadurch Erleichterung zu erleben. Das ist zu vergleichen mit einem Zug, den man auf ein anderes Gleis umlenken möchte. Plötzlich bemerkt man, das neue Gleis ist noch nicht fertiggestellt, und man will den Zug wieder auf die alte Strecke lenken. Manche Züge entgleisen bei diesem Manöver. Das ist eine Situation, in der dann oft auch alle anderen Medikamente versagen. Das Gehirn hat so viele neue Rezeptoren ausgebildet, um noch Stoff (den man ja entziehen wollte) abzufischen, dass man in diesem Fall sehr, sehr hohe Dosen verabreichen muss, damit überhaupt noch eine Wirkung eintritt. Nach so einem fehlgeschlagenen

»Ent-Zug« steht der Betroffene meist ratlos da und nimmt mehr Medikamente ein als je zuvor. Deswegen ist sorgsam abzuwägen, ob man die Entzugssymptome noch aushalten kann oder lieber das Medikament in einer etwas höheren Dosis wieder einnimmt.

Das Wieder-Eindosieren lässt sich eventuell mit der Einmalmethode verhindern. Dabei wird das Medikament einmalig (maximal drei Tage lang – um eine Gewöhnung zu vermeiden) in einer höheren Dosierung eingenommen, am besten in der Höhe der Ausgangsdosis (siehe den Abschnitt »Einmalmethode«). Manchmal legen sich danach die schweren Symptome.

Es kann aber auch sinnvoll sein, auf ein ganz anderes Medikament umzusteigen, das ähnliche Rezeptoren bedient. Hat sich der Zustand stabilisiert, kann das neue Medikament ausgeschlichen werden. Das bietet den Vorteil, dass das neue Medikament wegen der Kürze der Einnahme eventuell schneller abgesetzt werden kann.

Wenn man durch einen sehr langsam geplanten Entzug geht, stehen noch weitere Möglichkeiten zur Verfügung. Bei der 10-Prozent-Methode behält man jeden Reduzierungsschritt vier bis acht Wochen bei. Sollten sich in dieser Zeit unaushaltbare Zustände einstellen, stoppt man den »Ent-Zug« so lange, bis das »neue Gleis« fertiggestellt ist. Das heißt, man pausiert mit der Reduzierung oder dosiert auf den vorherigen Schritt wieder hoch. Das verhindert in den meisten Fällen eine Entgleisung.

6. Was muss ich beachten, wenn ich Psychopharmaka absetzen möchte?

Psychiater machen häufig gleich mehrere Behandlungsfehler nacheinander. Zum einen verschreiben sie viel zu schnell und viel zu leichtfertig Psychopharmaka. Zum anderen findet keine Aufklärung über die Medikamente statt. Patienten bekommen nach einem zehnminütigen Gespräch Psychopharmaka regelrecht aufgezwungen. Sie erfahren nichts über Risiken, Nebenwirkungen oder Schwierigkeiten beim Absetzen. Dies war der Anlass zum Schreiben unseres Buches *Unglück auf Rezept.*[98] Ärzte sind übrigens verpflichtet, über ihre Behandlungen und die Medikamente aufzuklären, die sie verschreiben.

Der nächste Behandlungsfehler ereignet sich, wenn der Patient den Wunsch äußert, das Medikament abzusetzen. Meistens bekommt er dann zu hören: »Gut, dann lassen Sie es einfach weg.« Das entspricht zwar dem Wunsch des Patienten, ist aber ein Fußtritt in Richtung Hölle. Beim »Einfach-Weglassen« von Neuroleptika, man nennt das in der Fachsprache »kalter Entzug«, bemerkt der Patient relativ schnell eine drastische Verschlechterung seines Befindens.

Bei Antidepressiva oder auch bei dem Medikament Lithium ist das Ganze perfider, da sich die Entzugssymptomatik oftmals mit starker Zeitverzögerung einstellt. Bei manchen Betroffenen wird durch das »Einfach-Weglassen« das erste Mal im Leben ein Klinikaufenthalt notwendig. Wir raten deshalb das Vorhaben, Psychopharmaka zu reduzieren, nicht auf die leichte Schulter zu nehmen. Zunächst einmal sollte ein Absetzplan erstellt werden, bei dem die Dauer, die das Medikament eingenommen wurde, berücksichtigt wird.

Sollten die Psychopharmaka, so wie es heute üblich ist, über Jahre oder Jahrzehnte verschrieben worden sein, dann empfiehlt es sich, mindestens zwei Jahre einzukalkulieren und in sehr kleinen Schritten zu reduzieren. Bei kürzerer Einnahme kann man das Verfahren beschleunigen (siehe den Abschnitt »Absetztreppen«). Wir raten davon ab, dies ganz allein anzugehen. Man sollte sich Unterstützung suchen und jemanden, der im Notfall schnell Medikamente verschreiben kann. Auch das soziale Umfeld muss stimmen. Wenigstens ein paar enge Vertraute sollten Bescheid wissen. Es sollten Strategien, Methoden und alternative Medikamente bereitstehen – für den Fall, dass es schwierig wird.

Nicht unwichtig ist auch, den richtigen Zeitpunkt für das Reduzierungsvorhaben auszuwählen. Wenn beispielsweise emotional belastende Ereignisse bevorstehen wie Operationen, Trauerfeiern, runde Geburtstage, Scheidungen, Umzüge, Jobwechsel, längere Urlaube oder Prüfungen, raten wir, den Beginn des Vorhabens zu verschieben. Wir raten aus Erfahrung von Reduzierungsschritten im Dezember ab. Das ist ein Monat, in dem die meisten Menschen überreizt und emotional überlastet sind. Vorsichtshalber sollte man deswegen auch den letzten Reduzierungsschritt nicht in den Monat Dezember legen. Wenn während der Reduzierungsphasen starke Stresssituationen auftreten, kann man das Absetzen auch unterbrechen und weitermachen, sobald die Belastungen durchgestanden sind. Natürlich ist es nicht möglich, sämtlichen Stress zu vermeiden. Es gibt immer Baustellen im alltäglichen Leben. Hier muss abgewogen werden.

Wichtig ist, darauf vorbereitet zu sein, dass die größten Schwierigkeiten oftmals nach dem Erreichen der Nullmedikation auftreten. Deswegen sollte man hier wirksame Strategien zu kennen.

Das Wissen um mögliche Schwierigkeiten soll nicht etwa Angst verbreiten, sondern helfen, für den Notfall genügend Gelassenheit aufzubringen. Und somit in Krisensituationen nicht mit Verzweiflung zu reagieren, sondern Zuversicht zu bewahren.

7. Ich will meine Medikamente absetzen. Gibt es außer der empfohlenen 10-Prozent-Methode noch andere Möglichkeiten?

Die 10-Prozent-Methode ist sicher und hat sich bewährt. Sie ist zu empfehlen, wenn die Medikamente über einen längeren Zeitraum eingenommen wurden oder schon mehrere Absetzversuche gescheitert sind. Es gibt jedoch noch einige andere Möglichkeiten.

Da fast alle Psychopharmaka an ähnlichen Rezeptoren ansetzen, kann man versuchen, die Entzugssymptomatik mit einem anderen Medikament zu »deckeln«. Das ist der Fachjargon dafür, das Medikament auszutauschen. Man kann dabei in derselben Stoffgruppe bleiben und beispielsweise ein Neuroleptikum durch ein anderes Neuroleptikum ersetzen. Wir haben aber auch Fälle erlebt, bei denen es funktionierte, ein Antidepressivum mit einem atypischen Neuroleptikum auszutauschen. Für manche Betroffene ist es einfacher, ein Neuroleptikum als ein Antidepressivum loszuwerden.

Der Vorteil dieser Methode liegt darin, dass das Gehirn weiterhin Stoff bekommt und deshalb nicht mit einer schwerwiegenden Entzugsproblematik zu rechnen ist. Nun kann man den Umstand nutzen, dass beim neuen Medikament noch kein extremer Gewöhnungseffekt eingetreten ist. Deshalb kann man versuchen, es recht schnell abzusetzen. Diese Methode ist riskant. Es kann sein, dass man beim Absetzen des Austausch-Medikaments wieder vor denselben Schwierigkeiten steht wie beim alten. Manchmal kommen Betroffene dann auch vom neuen Medikament nicht wieder los. Aber wenn diese Methode funktioniert, hat man sehr viel Zeit gespart. Der Austausch kann innerhalb von vierzehn Tagen vollzogen werden und das neue Medikament dann innerhalb von ein paar Wochen oder Monaten ausgeschlichen werden. Diese Methode ist eine Alternative für Menschen, die sich einen Entzug über Jahre nicht vorstellen können.

Ein zweischneidiges Schwert ist das Ersetzen mit einem Tranquilizer oder einem Schlafmittel. Diese Mittel mildern in der Regel die meisten Entzugssymptome ab. Die Gefahr ist jedoch, dass der Betroffene sich gut fühlt, während er diese Medikamente einnimmt. Schlafmittel beruhigen und helfen beim Einschlafen, Benzodiazepine lösen recht zuverlässig Ängste auf. Wenn man dagegen ein Antidepressivum einnimmt, spürt man oft gar keine Wirkung, bestenfalls fühlt es sich so an, als wären die Emotionen »in Watte gepackt«. Menschen, die Neuroleptika einnehmen, bemerken in der Regel Einschränkungen wie Muskelzittern, Tagesmüdigkeit, Sehstörungen, motorische Schwierigkeiten, Konzentrationsschwierigkeiten, Mattigkeit und so weiter. Deshalb ist der Drang, diese Medikamente loszuwerden, groß.

Bei Schlaf- und angstlösenden Mitteln ist dieser Drang – vielleicht durch die erleichternde Wirkung der Medikamente – nicht so ausgeprägt. Es kann sein, dass dadurch die Motivation sinkt, einen leidvollen Absetzversuch durchzustehen. Das heißt, man hätte hier den Teufel mit dem Beelzebub ausgetrieben. In der Regel wird daher ein Absetzen in 10-Prozent-Schritten empfohlen. Für manche Patienten kann es jedoch sinnvoll sein, in noch kleineren Stufen vorzugehen. Das sei vor allem jenen empfohlen, die die Medikamente über Jahrzehnte eingenommen und/oder viele gescheiterte Absetzversuche hinter sich haben. Hier kann es sogar richtig sein, in 5-Prozent- oder noch kleineren Schritten vorzugehen und diese mindestens sechs bis acht Wochen beizubehalten (mehr dazu im Abschnitt über die »Absetztreppen«).

Wurden die Psychopharmaka nur über einen sehr kurzen Zeitraum eingenommen, dann sollte man das Absetzen wesentlich schneller gestalten. Die 10-Prozent-Methode ist hier sogar ungeeignet, da sie mehrere Monate bis Jahre andauern kann. Durch einen langen Absetzprozess vergrößert sich das Risiko einer Abhängigkeit.

Absetzen ist kein linearer Vorgang. Wenn eine Methode nicht funktioniert, sollte man eine andere ausprobieren. Jeder Absetzprozess ist hochindividuell und muss zur Lebenssituation passen.

8. Sind das nach mehreren Monaten ohne Tabletten immer noch Entzugssymptome?

Ja, das ist möglich. Vor allem bei Antidepressiva, aber auch bei vielen Tranquilizern kann es auch Monate nach dem Weglassen der letzten Tablette zu einer schweren Entzugssymptomatik kommen. Eine verspätete und lang andauernde Entzugsproblematik nennt man in der Fachsprache »protrahierten Entzug« (lat. *protrahere* [verzögern, verlängern]). Die körperliche und psychische Symptomatik ist vielfältig und kann so schwerwiegend sein, dass die Betroffenen aus ihrem gewohnten Leben herausgerissen werden. Sie nennen das »Wellen«, weil sie das Gefühl haben, in diesen unterzugehen.

Zu den körperlichen Symptomen eines protrahierten Entzuges gehören Schlaflosigkeit, Zittern, Muskelkrämpfe, Missempfindungen, Kopfschmerzen, vermehrtes Schwitzen, rasender Puls und Krämpfe. Zu den psychischen Entzugserscheinungen zählen: Ängste, Depression, Ruhelosigkeit, Konzentrationsschwierigkeiten, Delirium, Halluzinationen, Depersonalisation und Panikattacken.

Ein protrahiertes Entzugsgeschehen ist selten und ereignet sich vor allem nach einem kalten Entzug. Das bedeutet, er betrifft hauptsächlich Menschen, die ihre Medikamente zu schnell abgesetzt haben. Das Schlimme ist, gegen die Entzugswellen eines protrahierten Entzuges gibt es kaum Linderungsmöglichkeiten.

Der Gehirnstoffwechsel ist in dieser Zeit so hyperaktiv, dass alles, was sonst hilft, nicht mehr greift. Späte Entzugswellen sind der häufigste Grund, weshalb viele Menschen ihre Psychopharmaka wieder ansetzen. Sie können sich einfach nicht vorstellen, dass so lange nach der letzten Einnahme noch entzugsbedingte Schwierigkeiten auftreten. Eine Wiedereinnahme fühlt sich sehr bitter für die Betroffenen an und bringt häufig nicht die gewünschte Linderung. Es kann daher sinnvoller sein abzuwarten, bis sich die Entzugsproblematik wieder legt. Denn es ist ein Kennzeichen von Wellen, dass sie auch wieder abebben.

9. Kann ich während des Entzuges arbeiten?

In der Regel spricht nichts dagegen. Wir versuchen ja, in so kleinen Schritten zu reduzieren, dass es gar nicht erst zu bedrohlichen Zuständen kommt. Vielen Patienten hilft es sogar, wenn ihr Alltag strukturiert ist und sie abgelenkt sind. Wir raten immer dazu, das Leben nicht auf die Zeit »nach dem Entzug« zu verschieben. Es darf nur nicht zu viel Druck im Berufsleben entstehen, dieser kann den Entzug beeinträchtigen.

Ein Entzug ist oft unangenehm. Möglicherweise ist der Schlaf beeinträchtigt. Vielen Betroffenen geht es phasenweise nicht gut. Es kann helfen, einen Arzt zu kennen, der einen krankschreibt, bis sich der Zustand wieder stabilisiert hat. Wenn die Möglichkeit besteht, beruflich die Stundenzahl zu reduzieren, um Stress in dieser Zeit zu vermeiden, wäre auch das eine gute Lösung. Wir möchten an dieser Stelle nicht unter den Teppich kehren, dass es auch Menschen gibt, die in der Zeit des Entzuges nicht arbeitsfähig sind.

Wenn das passiert, muss man sich nicht schämen. Ein Psychopharmaka-Entzug gehört zu den schlimmsten Dingen, die ein Mensch durchmachen kann, vor allem, wenn er nicht auf Schwierigkeiten vorbereitet worden ist. Grundsätzlich befürworten wir das Arbeiten während des Entzuges. Wir haben die Erfahrung gemacht, dass sich Patienten ansonsten zu sehr auf mögliche Entzugssymptome fokussieren, was die Problematik verschärft.

10. Gibt es Gründe, die gegen einen Absetzversuch sprechen?

Ja, die gibt es. Vor allem ein schnelles Absetzen ist nicht zu empfehlen. Es gibt aber auch Zeiten, in denen es ratsam ist, die Medikamente weiter einzunehmen. Besonders wenn akute Symptome bestehen oder gerade belastende Ereignisse im Leben aufgetaucht sind. Damit sind nicht die üblichen Baustellen gemeint, die es immer im Leben gibt, wenn beispielsweise der Nachbar unfreundlich ist oder man keine Anerkennung bei der Arbeit erhält, das Kind oder die Eltern krank sind. Nein, ein Absetzversuch zu verschieben ist sinnvoll, wenn beispielsweise ein Umzug ansteht, ein Auslandsaufenthalt, eine Scheidung oder wenn man einen anderen großen Verlust verkraften muss.

Vom Absetzen abraten würden wir Menschen, die ihren Lebensstil unverändert beibehalten wollen. Wer ohne Medikamente leben möchte, muss sein Leben umstellen. Man muss vorbeugen. Das kann bedeuten, genug zu schlafen, regelmäßig zu essen, Drogen und Alkohol zu vermeiden. Um es kurz zu machen: Ein ausschweifendes Leben zu führen und gleichzeitig Medikamente abzusetzen ist schwierig. Vorsicht ist auch geboten bei Menschen, die sozial sehr isoliert leben.

Jemand, der ohne Tabletten leben will, muss bereit sein, sich einzuschränken und sich mit seiner erhöhten Verletzbarkeit auseinanderzusetzen. Er wird herausfinden müssen, was das für ihn bedeutet und wie er damit leben kann. Wer sich mit seiner Erkrankung nicht auseinandersetzen will oder kann und wer sich nicht einschränken möchte, dem würden wir eher vom Absetzen der Medikamente abraten.

Arzt?

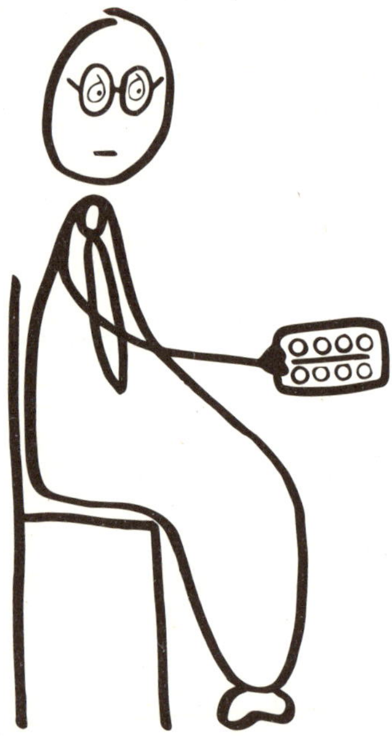

11. *Mein Arzt sagt, ich muss die Medikamente ein Leben lang einnehmen. Wie ist das einzuschätzen?*

Wir sind sicher, diese Einschätzung beruht unter anderem auf den schlechten Erfahrungen, die Ärzte gemacht haben, wenn Patienten ihre Medikamente absetzen. Natürlich haben auch Pharmafirmen ihren Beitrag zum Verbreiten dieser für sie sehr vorteilhaften Aussage geleistet. In den ersten Jahrzehnten nach dem Aufkommen von Psychopharmaka wäre kaum jemand auf die Idee gekommen, diese Medikamente als Dauermedikation zu verabreichen. Psychopharmaka können ein Segen sein, wenn man sie absetzt, sobald die Symptome abgeklungen sind oder wenn keine Wirkung ankommt.

Eine psychische Erkrankung verläuft meist episodenhaft. Das bedeutet, zwischen den krankhaften Phasen liegen meist mehrere gesunde Jahre. In gesunden Zeiten ist es besser, keine Psychopharmaka einzunehmen, weil diese durch ihre Nebenwirkungen ein gutes Leben behindern können. Es gibt noch einen weiteren Grund. Sollte ein Patient trotz Dauermedikation wieder erkranken, müssen die Medikamente höher dosiert werden. Und es besteht die Gefahr eines Gewöhnungseffekts, weshalb das Medikament dann nicht mehr anschlägt. Mit diesen Risiken muss ein Patient, der ohne Medikamente lebt, nicht rechnen.

Es ist heute fast komplett aus dem Behandlungsspektrum gefallen, Psychopharmaka nur bei Bedarf einzusetzen. Das bedeutet, wenn es einem Patienten gut geht, immer wieder Pausen zwischen den Einnahmen zu machen und die Medikamente nur im Notfall einzunehmen. Das ist in jedem Fall einer dauerhaften Medikamenteneinnahme vorzuziehen. Auf diese Art wird ein Gewöhnungseffekt vermieden, was die Wirksamkeit erhöht. Antidepressiva nehmen auch hier eine Sonderrolle ein, da sie laut Empfehlung mehrere Wochen eingenommen werden müssen, bis der Patient eine Wirkung verspürt. Dennoch kann eine Bedarfsgabe sogar bei manchen Antidepressiva funktionieren. Dafür geeignet sind vor allem die trizyklischen Antidepressiva und solche, die am Histaminrezeptor andocken und damit schlaffördernd wirken sollen. Vor der Entscheidung, ein Medikament dauerhaft einzunehmen, lohnt sich der Versuch einer Bedarfsmedikation. Wenn sie vom Patienten toleriert wird, vermindert sich das Risiko der Gewöhnung und der Abhängigkeit.

12. Können Sie mir einen Arzt oder eine Klinik empfehlen?

Das ist eine der häufigsten Fragen, die uns gestellt wird. Die traurige Wahrheit ist, fast alle Psychiater dieses Landes sind der Meinung, man könne psychische Erkrankungen gut mit Medikamenten behandeln und Absetzschwierigkeiten würden nicht existieren. Wir empfehlen Menschen, die sich nicht richtig ernst genommen oder schlecht behandelt fühlen, sich genau zu informieren und dem behandelnden Arzt die Therapiewünsche entschieden vorzutragen.

So ist es durchaus legitim, bei einer Behandlung auf Psychopharmaka zu verzichten oder um Unterstützung beim Absetzen zu bitten. Sollte es dem Patienten sehr schlecht gehen, können auch Angehörige die Behandlungswünsche vortragen.

Ein Patient kann so lange den niedergelassenen Arzt wechseln, bis er einen gefunden hat, der zur Kooperation bereit ist. Auch in Kliniken kann man Behandlungswünsche äußern. Falls man befürchtet, in einen so akuten Notzustand zu geraten, in dem man nichts mehr formulieren kann, ist es hilfreich, seine Ziele vorab aufzuschreiben und den Ärzten bei Bedarf vorzulegen.

Es ist auch noch aus einem weiteren Grund schwierig, Ärzte oder Kliniken zu empfehlen. Denn es kommt immer auf die Chemie zwischen Arzt und Patient an. Die muss stimmen. So kann es passieren, dass uns ein Patient eine Klinik empfiehlt, weil er sich dort gut aufgehoben fühlte. Ein anderer Patient wurde dort von einem anderen Arzt behandelt und macht in derselben Klinik schlechte Erfahrungen. Ganz grundsätzlich empfehlen wir immer, bei der Suche nach einem Arzt, einer Klinik oder einem Therapeuten darauf zu achten, dass man sich nach der Behandlung besser fühlt als vorher. Der Behandler sollte seinen Blick nicht nur auf das richten, was angeblich krank ist, sondern auch die gesunden Anteile des Patienten beachten und stärken.

13. Was soll ich tun, wenn meine Krankenkasse/mein Arbeitgeber/mein Betreuer/mein Psychiater/der Amtsarzt mich zur Medikamenteneinnahme zwingen will?

Es ist schwierig, hier einen pauschalen Rat zu geben. Denn ein Patient kann in eine so akute psychische Krise geraten, dass die Gabe von Medikamenten, sogar erzwungenermaßen, sinnvoll sein kann. Das gilt beispielsweise bei einem akuten schizophrenen Schub oder einer manischen Psychose.

In den allermeisten Fällen sind die Patienten jedoch selbst in der Lage zu entscheiden, ob sie mit Medikamenten behandelt werden wollen oder nicht.

Die wenigsten wissen, dass man in einer psychiatrischen Klinik oder bei einem niedergelassenen Arzt die Medikamente verweigern kann. Psychiater bewegen sich auf dem dünnen Eis der Vermutung, unter anderem weil es keine Laborwerte für psychische Krankheiten gibt. Deshalb sind sie eher bereit, begründeten Behandlungswünschen nachzugehen, als andere Schulmediziner, auch wenn es sich um die Verweigerung von Medikamenten handelt.

In psychiatrischen Einrichtungen sind jedoch oftmals nicht die personellen oder räumlichen Möglichkeiten und die Erfahrung vorhanden, um Krisen ohne Medikamente zu behandeln.

Ein nicht akut gefährdeter Patient, der keine Psychopharmaka einnimmt und Unterstützung in einer Klinik oder bei einem Psychiater sucht, sollte sich auf keinen Fall Medikamente gegen seinen Willen aufzwingen lassen.

Meistens geht es Patienten, die Hilfe in psychiatrischen Einrichtungen suchen, jedoch sehr schlecht. Es fällt ihnen schwer, Widerstand gegen eine dringende ärztliche Empfehlung zu leisten. Darauf sollte man vorbereitet sein. Es kann helfen, sich vor dem Arztbesuch aufzuschreiben, weshalb man keine Medikamente einnehmen möchte, und diesen Text dem Arzt vorzulegen. Immer vorausgesetzt, es liegt keine akute Gefährdung vor, kann Sie nämlich niemand zwingen, Medikamente einzunehmen. Wirklich niemand.

Dennoch kostet es viel Kraft, sich dauerhaft zur Wehr zu setzen. Viele Betroffene wollen nicht kämpfen, sondern nur, dass ihr seelisches Leid endlich aufhört. Es ist verständlich, in einer solchen Situation nachzugeben und Psychopharmaka einzunehmen. Sie sollten sich deshalb nicht schlecht fühlen. Es ist lediglich wichtig, die Medikamente nicht über Jahre oder Jahrzehnte weiter einzunehmen, obwohl sie vielleicht schon lange gar nicht mehr helfen, Nebenwirkungen verursachen oder die eigentliche Krise längst überstanden ist. Für das weitere Leben kann es entscheidend sein, rechtzeitig den Absprung aus der täglichen Medikamenteneinnahme zu schaffen. Dann ist es auch nicht weiter bedeutend, ob sie während eines Klinikaufenthaltes kurzzeitig Medikamente eingenommen haben oder nicht.

Sollten Sie bereits Medikamente einnehmen, kann es schwierig werden, den krankschreibenden Arzt davon zu überzeugen, diese zu reduzieren oder abzusetzen. Manche Amtsärzte und Krankenkassen machen sogar eine Medikamenteneinnahme zur Bedingung für eine Verlängerung der Krankschreibung. Hier könnte man entgegenhalten, die

Tabletten würden derartig dämpfen (das machen fast alle Psychopharmaka), dass sie die Arbeitsfähigkeit beeinträchtigen. Um wieder arbeitsfähig zu werden, so können Sie argumentieren, müssten die Medikamente langsam reduziert werden. Möglicherweise erhalten Sie auf diese Weise Unterstützung für Ihren Absetzwunsch. Denn die Arbeitsfähigkeit ist immer ein schlagkräftiges Argument.

Manche Patienten haben jedoch keine Kraft zum Widerstand oder Angst vor Konflikten. Diesen Menschen empfehlen wir, sich brav die Medikamente verschreiben zu lassen und sie entweder gar nicht oder in geringer Dosis einzunehmen. Denn gegen seinen Willen Tabletten einzunehmen, die später nur unter Schwierigkeiten wieder abzusetzen sind, macht keinen Sinn.

Als Nächstes kommt dann häufig die ängstliche Frage: »Kann man es nicht im Blut nachweisen, wenn ich die Medikamente nicht einnehme?«

Bei einer gewöhnlichen Blutuntersuchung wird nicht nach Medikamenten gesucht. Dazu ist eine spezielle Anordnung des Arztes notwendig, über die man Sie informieren wird und muss. Alles andere wäre nach juristischer Einschätzung Körperverletzung. Wenn Sie keinen Widerstand leisten und sich die Medikamente brav verschreiben lassen, schöpft niemand Verdacht. Kaum ein Arzt wird sich wundern, wenn die Wirkung der Tabletten ausbleibt. Das ist das tägliche Brot eines Psychiaters. Es ist sehr unwahrscheinlich, dass er das Vertrauensverhältnis riskiert und Sie bittet, Ihren Medikamentenspiegel überprüfen zu lassen. So eine Blutuntersuchung können Sie ohne Probleme verweigern. Grundsätzlich darf Ihnen niemand ohne Ihr Einverständnis Blut abnehmen und es untersuchen.

Es gibt jedoch Amtsärzte, die eine Überprüfung, ob Sie Ihr Medikament tatsächlich einnehmen, dennoch erzwingen wollen. Die Ursache für ein solches ärztliches Verhalten liegt in der Überschätzung der medikamentösen Behandlung begründet. Hierbei ist wichtig zu wissen, dass lediglich überprüft werden kann, ob Sie das Medikament einnehmen, und nicht, wie viel davon, und schon gar nicht, wie lange. Da jeder Mensch die Medikamente anders verstoffwechselt, ist es kaum möglich, aus dem Blutwert Rückschlüsse auf die Dosis zu wagen.

Viele Menschen fühlen sich dennoch in einer Zwickmühle gefangen angesichts einer angedrohten Blutuntersuchung.

Ihnen sei an dieser Stelle ein Ausweg genannt. Wenn eine solche Blutuntersuchung angeordnet wurde, dann können Sie 24 Stunden vor diesem »Übergriff« einmal Tabletten einnehmen. Der Wirkstoff wird im Blut sichtbar sein und nach dieser Einmalgabe beenden Sie die Einnahme wieder. Bisher war diese Maßnahme bei keinem unserer Patienten notwendig, weil die Ärzte zwar Blutuntersuchungen angedroht haben, dann aber im letzten Moment davor zurückgeschreckt sind. Allerdings hat manchen der Gedanke an diesen Ausweg geholfen, mit dem Zwang umzugehen und medikamentenfrei zu bleiben.

Medikamente?

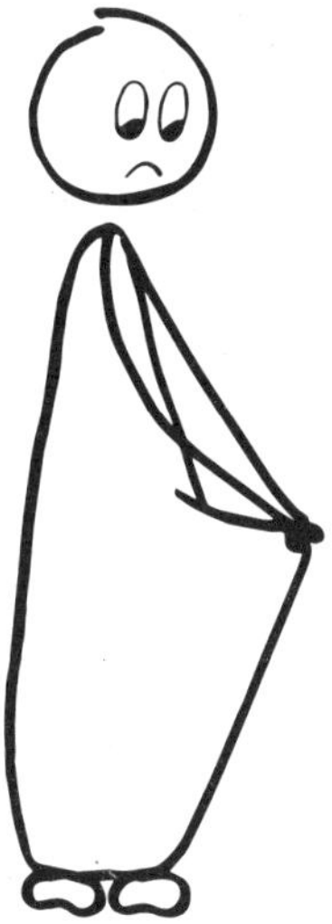

14. Ich nehme Psychopharmaka und habe sexuelle Funktionsstörungen. Sind diese dauerhaft?

Die überwiegende Mehrheit der Patienten (über 80 Prozent), die Antidepressiva einnehmen, leiden während der Einnahme an sexuellen Funktionsstörungen. Das reicht von Libidoverlust, Erregungs- und Erektionsstörungen bis hin zum Verlust der Orgasmusfähigkeit. Aber auch Neuroleptika, Benzodiazepine, Schlafmittel und Lithium können durch ihre dämpfende Wirkung die Sexualität blockieren. Das ist sehr quälend für die Betroffenen. Tatsächlich können daran bestehende Partnerschaften zerbrechen. Auch aus diesem Grund sollte die Entscheidung für Psychopharmaka gut überlegt sein. Besonders bei jungen Menschen kann dadurch der Aufbau einer stabilen Partnerschaft verhindert werden.

Leider haben wir in puncto Sexualität noch weitere schlechte Nachrichten. Wir betreuen Patienten, bei denen sich eine normale, gesunde Sexualität auch nach dem Absetzen der Medikamente nicht wieder eingestellt hat. Der Fachbegriff dafür lautet PSSD (Post-SSRI Sexual Dysfunction) – das steht für eine sexuelle Funktionsstörung, die nach dem Absetzen von SSRI-Antidepressiva anhält. Der renommierte Psychiater David Healy hat zu diesem Thema eine Kampagne ins Leben gerufen. Sie nennt sich »RxISK Prize Campaign«. Bei diesem Projekt sollen 200 000 Dollar für denjenigen gesammelt werden, der ein Mittel entwickelt, das der PSSD entgegenwirkt.[99]

Es lässt sich leider nicht vorhersagen, ob sich die Bahnen für Lustempfinden schnell wiederaufbauen oder nicht. Wir empfehlen unseren Patienten regelrecht, sexuelles Verhalten wieder einzuüben und nicht aufzugeben. Das kann bedeuten, immer wieder Masturbationsversuche zu unternehmen, auch wenn das anfangs frustrierend sein kann, weil sich einfach nichts tut. Wenn die Bahnen für Lustempfinden nicht wieder zum Leben erweckt werden, dann versiegen sie ganz. Es gibt im Fachhandel technische Masturbationshilfen für Männer und Frauen, die wir zum Erüben von sexuellen Reaktionen empfehlen. Frauen kann zusätzliches Pilates-Training zur Aktivierung des Beckenbodens gut helfen. Männern, die unter medikamentenbedingten Erektionsstörungen leiden, kann unter Umständen die Einnahme von Sildenafil (Viagra) helfen, ein Sexualleben aufrechtzuerhalten. Unter Umständen muss man aber geduldig sein.

Menschen, für die eine funktionierende Sexualität ein unverzichtbarer Bestandteil ihres Lebens darstellt, ist von Antidepressiva abzuraten. Diese Menschen können im Notfall auf atypische Neuroleptika zurückgreifen. Von diesen Medikamenten ist bisher noch nicht bekannt, dass sie im selben Ausmaß die Sexualität zerstören wie Antidepressiva. Eine Garantie dafür gibt es leider nicht.

15. Ich nehme Psychopharmaka – bin ich süchtig?

Dies ist eine heftig umstrittene Frage. Jedes Pharmaunternehmen kämpft entschieden gegen den Ruf an, seine Medikamente würden abhängig machen. Das hat folgenden Grund: Als beispielsweise in der Öffentlichkeit bekannt wurde, Valium macht süchtig, sanken die Umsatzzahlen auf dramatische Weise. Deshalb gibt es auch heute einen so absurden Kampf um das Thema »Abhängigkeit von Psychopharmaka«.

Um zu behaupten, Psychopharmaka würden nicht abhängig machen, müssen nicht einmal Studien gefälscht werden. Die meisten Pharmastudien verlaufen nur über sechs Wochen bis drei Monate. Was danach geschieht und wie es dem Patienten geht, wenn er seine Medikamente absetzt, darüber existieren kaum Studien.

Tatsächlich besitzt jede psychotrope Substanz (das bedeutet eine Substanz, die die Blut-Hirn-Schranke durchdringt und auf den Gehirnstoffwechsel wirkt) ein Abhängigkeitspotenzial. Es gibt keine Ausnahme.

Wir haben nie verstanden, warum Psychiater behaupten, dass beispielsweise Lorazepam (ein Benzodiazepin) abhängig macht, Fluoxetin (ein SSRI-Antidepressivum) jedoch nicht. Erfahrungsgemäß fällt es vielen Patienten sogar leichter, von Lorazepam loszukommen als von Fluoxetin.

Zeitgleich mit der Zulassung des SSRI-Antidepressivums Fluoxetin (Prozac) hat man sich vorsichtshalber entschlossen, den medizinischen Suchtbegriff anzupassen.[100] Früher hatte es zur Feststellung einer Sucht ausgereicht, wenn der Patient nach dem Weglassen des Stoffes Entzugssymptome entwickelt hat. Ende der 1980er-Jahre wurden mehrere Komponenten hinzugefügt. Zum einen, die der Beschaffungskriminalität oder der Drang die Dosis zu erhöhen. Diese beiden Komponenten sind aber weder bei Benzodiazepinen noch bei Antidepressiva gegeben.

Ein Unterschied besteht jedoch in der Wirkung. Während Lorazepam fast umgehend und meist zuverlässig wirkt, sollen Antidepressiva erst nach zwei bis vier Wochen ihre Wirkung entfalten. Derjenige, der also Lorazepam einnimmt, verspürt relativ schnell eine Erleichterung, derjenige, der ein Antidepressivum einnimmt, spürt erst mal keine Besserung. Beide sind besonders im Langzeitgebrauch nur mit Schwierigkeiten abzusetzen.

Aber kann man wirklich allein aus der Tatsache, dass der Antidepressiva-Konsument keine sofortige Erleichterung verspürt, ein fehlendes Abhängigkeitspotenzial konstruieren?

Alle Stoffe, von denen behauptet werden darf, sie machen abhängig, entfalten eine schnelle Wirkung. Das gilt zum Beispiel für Schlafmittel, Alkohol, angstlösende Medikamente, sogar für Nikotin. Fast alle Psychiater sind der Ansicht, dass Medikamente, die sich unangenehm im Körper anfühlen, keine Abhängigkeit erzeugen können. Denn bei diesen, so das Argument der Ärzte, muss der Patient regelrecht zur Einnahme überredet werden.

In Deutschland darf in Bezug auf Antidepressiva, Neuroleptika oder Lithium nicht von Abhängigkeit gesprochen werden. Das ist absurd, denn der Körper gewöhnt sich derart an die Medikamente, dass Entzugssymptome auftreten, wenn sie weggelassen werden. Das Perfide an Antidepressiva ist – und zum Teil gilt das auch für Neuroleptika –, dass Entzugssymptome oft stark zeitverzögert auftreten. Weil häufig Wochen vergehen, bis sich der Entzug bemerkbar macht, hatten es die Psychiater in der Vergangenheit leicht zu behaupten, die Krankheit sei zurück und schuld an den Symptomen. In dieser Zeitverzögerung sehen wir, wie gesagt, eine der Hauptgründe für die Verbreitung der Lüge von »nicht abhängig machenden Psychopharmaka«.

Erfreulicherweise bemerken immer mehr Patienten den Zusammenhang vom Weglassen oder Reduzieren ihrer Medikamente mit dem Auftreten von Symptomen. Dadurch wird sich über kurz oder lang die Situation und die Behandlung von Patienten verändern.

Man kann es nicht oft genug wiederholen: Alle Medikamente, die in den Gehirnstoffwechsel eingreifen, können süchtig machen, in dem Sinne, dass man sie nicht einfach weglassen kann. Ähnlich wie bei einem Alkoholiker, der keinen Stoff mehr bekommt, entwickelt der Körper Entzugssymptome, die so drastisch ausfallen können, dass erstmals ein Krankenhausaufenthalt notwendig wird. Bei Neuroleptika-, Antidepressiva- oder Lithium-Entzug kann nach dem Weglassen der Medikamente recht schnell die Krankheit wieder ausgelöst werden, gegen die die Medikamente eingenommen wurden.

Da also die Entzugssymptomatik einer psychischen Krankheit gleicht, wird einfach konsequent behauptet, der Patient habe einen Rückfall und benötige eben die Medikamente. Man muss schon etwas genauer hinschauen, um den Unterschied zu bemerken. Dies ist in den fünfzehn Minuten, die der Arzt im Durchschnitt für ein Gespräch veranschlagt, nicht möglich. So dauert es oftmals Jahre, bis der Patient von selbst darauf kommt, dass seine Symptome immer dann auftauchen, wenn er seine Medikamente weglässt. Dann ist es aber meist für einen erfolgreichen und einfachen Entzug zu spät. Der Patient hat bereits Ängste aufgebaut, die die Symptomatik stark verstärken.

Ein Patient, der auf das Abhängigkeitsrisiko seiner Psychopharmaka hingewiesen wurde, wird von sich aus das Medikament nur so lange einnehmen, wie es nötig ist, und nicht über Jahrzehnte, wie es heute üblich ist. Auch wird er das Leiden, das mit einem Psychopharmaka-Entzug verbunden ist, besser ertragen, wenn er darauf vorbereitet ist und sich darauf einstellen kann. Ein aufgeklärter Patient würde sich möglicherweise auch entscheiden, Psychopharmaka nur bei Bedarf einzunehmen und nur dann, wenn sie helfen.

Die Aussage, es gäbe Psychopharmaka, die nicht abhängig machen, ist durch nichts zu halten und schafft Millionen von Patienten, die diese Medikamente über Jahrzehnte einnehmen und nicht wieder davon loskommen.

16. Ich nehme seit vielen Jahren Psychopharmaka und bin immer weniger belastbar geworden. Liegt das an den Medikamenten?

Das ist eine Beobachtung, die wohl fast jeder bestätigen kann, der über einen langen Zeitraum Psychopharmaka eingenommen hat: Die emotionale, physische und psychische Belastbarkeit sinkt immer weiter ab. Die meisten Patienten sind nach jahre- oder jahrzehntelanger Medikamenteneinnahme nicht mehr in der Lage, einen Beruf in Vollzeit auszuüben. Auch darüber wird nicht offen gesprochen. Deshalb glauben viele Betroffene, die stetige Abnahme ihrer Belastbarkeit habe etwas mit ihrer Erkrankung zu tun. Viele schämen sich auch dafür und sind sicher, die »einzigen« nicht belastbaren Menschen zu sein.

Dabei ist die Abnahme der Belastbarkeit unter Psychopharmaka eher die Regel als die Ausnahme. Seitdem Psychopharmaka massenhaft und dauerhaft verschrieben werden, steigt die Anzahl der Fehltage am Arbeitsplatz kontinuierlich an.[101] Die Frühberentungen aufgrund von depressiven Störungen haben sich innerhalb von zehn Jahren verdreifacht, und die Arbeitslosigkeit bei Menschen mit psychiatrischen Diagnosen ist ebenso angestiegen.[102]

Die Belastbarkeit unter Psychopharmaka kann derart abnehmen, dass der Patient sich gerade noch selbst versorgen kann, aber kaum noch Kraft für mehr übrig bleibt. Dadurch steigt die Wahrscheinlichkeit, depressiv zu werden. Die dauerhafte Einnahme von Psychopharmaka und auch die Reduktion derselben veranlassen das Gehirn, massenhaft Rezeptoren auszubilden. Der Fachbegriff dafür lautet »Supersensitivität«. Dadurch werden Umweltreize anders verarbeitet. Die Betroffenen sind immer schneller überreizt und erschöpft.

Sie müssen lernen, sich innerhalb dieser Grenzen einzurichten. Das kann bedeuten, eventuell einen anderen Beruf zu ergreifen, in Teilzeit zu arbeiten oder in Frührente zu gehen und das Beste aus ihrer Situation zu machen. Was sich so einfach schreibt, ist jedoch oft mit einem schmerzvollen Prozess verbunden. Denn der Rückzug aus dem Berufsleben ist meist weder gewünscht noch geplant. Der Verlust von Lebenskraft ist eine bittere Begleiterscheinung der Dauereinnahme von Psychopharmaka.

Wir halten es deshalb für fahrlässig, Patienten zur Einnahme von Psychopharmaka zu überreden, ohne auf die mögliche Abnahme der Belastbarkeit hinzuweisen.

17. Ich habe das Gefühl, die Medikamente vergiften mich. Ist da etwas dran?

Viele Patienten entwickeln nach einer bestimmten Einnahmezeit eine mehr oder weniger stark ausgeprägte Abneigung gegen ihre Medikamente. Meist wurde mit der Einnahme zu einer Zeit begonnen, als es den Betroffenen sehr schlecht ging. Fast alle behandelnden Ärzte raten, selbst wenn es den Patienten besser geht, an der Einnahme festzuhalten. Dennoch kommen irgendwann nahezu jedem, der Psychopharmaka einnehmen muss, Zweifel. Gerade wenn der Zustand wieder stabiler geworden ist, sind viele nicht mehr bereit, die

Einschränkungen zu ertragen, und setzen die Medikamente ab. Viel zu spät bemerken sie, dass sie die Medikamente nicht so einfach wieder loswerden können wie von den Ärzten behauptet. Nach mehreren gescheiterten Absetzversuchen werden die Medikamente noch widerwilliger eingenommen, und eine Kaskade der Verzweiflung kommt in Gang. Manche Patienten geraten in einen negativen Sog. Sie bekommen das Gefühl, die Medikamente könnten sie vergiften. Dann werden die Medikamente für alles verantwortlich gemacht, was im eigenen Leben schiefläuft. Es gibt Patienten, die jedes auftretende oder vorhandene psychische Symptom auf die Tabletten schieben. Sie entwickeln einen regelrechten Hass auf diese Stoffe. Das ist kontraproduktiv und gibt den Medikamenten eine Macht über unser Leben, die sie definitiv nicht haben und auch nicht haben sollten.

In den Jahren unserer Praxistätigkeit haben wir nicht wenige Menschen in die Medikamentenfreiheit begleitet. Die meisten freuen sich, nicht mehr ständig um Rezepte bitten und täglich Tabletten einnehmen zu müssen. Viele Menschen führen jedoch ihr Leben in genau derselben Art weiter, wie sie es zuvor mit den Tabletten getan haben. Der erwartete Auftakt in ein neues Leben blieb meist aus. Ohne Tabletten werden die Patienten in der Regel lebendiger und tatkräftiger, aber das Leben wurde nicht von Grund auf ein anderes. Man wird auch kein anderer Mensch. Es ist wichtig, sich hierüber keine Illusionen zu machen und sein Leben auf »nach dem Entzug« zu verschieben.

Aufräumen möchten wir mit der vielfach geäußerten Angst, die Medikamente könnten den Körper vergiften, das Gehirn dauerhaft schädigen oder sogar Gehirnmasse abbauen. Zwar sind die Langzeitschäden leider nicht gut erforscht, aber Psychopharmaka sind kein Gift. In normalen Dosierungen sind sie nicht mehr oder weniger toxisch als alle anderen

Medikamente. Vorsicht ist geboten, wie bei allen Medikamenten, bei Überdosierungen, Wechselwirkungen und Dauereinnahme. Bei Langzeiteinnahme fällt es dem Gehirn schwer, den Stoff loszulassen, aber Gehirnschäden sind uns nicht bekannt.

Der Vollständigkeit halber sei erwähnt, dass man bei Patienten in den USA, die hochpotente Neuroleptika über viele Jahre eingenommen haben und dauerhaft stationär untergebracht waren, Veränderungen in der Gehirnstruktur festgestellt hat.[103] Wir halten sogar das für reparabel. Ein Patient, der dauerhaft sehr hohe Dosen Neuroleptika einnimmt, ist fast komplett lahmgelegt. Viele Bereiche seines Gehirns werden nicht mehr stimuliert, was die Veränderungen erklärt. Sobald die Medikamente reduziert und die Areale wieder stimuliert und genutzt werden, sollten sich die Veränderungen langsam zurückbilden. Das Gleiche passiert bei Patienten, die durch Neuroleptika Parkinson-Symptome entwickelt haben. Werden die Medikamente abgesetzt, dauert es zwar eine recht lange Zeit, aber in den meisten Fällen bildet sich die medikamenteninduzierte Parkinson-Symptomatik zurück.

Oder denken Sie an einen Schlaganfallpatienten. Sein Gehirn ist durch einen Verschluss oder eine Blutung wirklich beschädigt worden. Trotzdem erleben auch manche dieser Patienten mit diszipliniertem Training eine vollständige Genesung. Der medizinische Fachbegriff »Neuroplastizität« wird in diesem Zusammenhang verwendet, um auszudrücken, dass die Funktion geschädigter Nervenzellen von anderen Nervenzellen übernommen werden kann, um die Funktion aufrechtzuerhalten. Man kann also davon ausgehen, dass das Gehirn eine langjährige Einnahme von Psychopharmaka tolerieren kann.

Nach jahrelanger Einnahme von Psychopharmaka kann

es zwar eine lange Zeit dauern, bis alle durch die Medikamente lahmgelegten Funktionen wieder zurückerobert werden. Das Gehirn verfügt jedoch über eine erstaunliche Reparaturfähigkeit, die man nicht unterschätzen sollte.

18. Raten Sie auch manchen Menschen, die Medikamente weiter einzunehmen?

Ja, und die sind dann meistens sehr überrascht. Bei manchen Menschen kann es sinnvoll sein, die Medikation beizubehalten. Das ist insbesondere bei denen der Fall, die sofort gut auf die Medikamente ansprechen, die wenig Nebenwirkungen spüren und schnell eine Linderung ihres psychischen Leidens durch die Medikamente erfahren. Diese Personengruppe ist selten bereit, die Beschwerden auszuhalten, die durch einen Entzug entstehen. Warum sollten sie auch, wenn ihnen die Medikamente gut helfen?

Es gibt Menschen, die von der dauerhaften Gabe eines niedrig dosierten Neuroleptikums profitieren, beispielsweise wenn sie Stimmen hören oder immer wieder von Halluzinationen geplagt werden. Ein Neuroleptikum kann diese Erscheinungen dämpfen.

Auch für diejenigen, die unzählige erfolglose Absetzversuche hinter sich haben, kann es sinnvoll sein, eine kleine Dosis beizubehalten. Diese Personen entwickeln häufig so große Ängste vor den Absetzsymptomen, dass ein erfolgreicher Entzug nur noch sehr schwer möglich ist.

Es gibt auch Patienten, die keine eigene Arbeit in ihre Genesung investieren wollen, weil sie nicht bereit sind, sich mit ihrer Krankheit auseinanderzusetzen.

In all diesen Fällen kann es besser sein, ein Medikament zu nehmen, als gar nicht zu behandeln. Dabei ist zu berücksichtigen, dass immer nur jeweils ein Medikament eingenommen werden sollte, nie zwei oder mehr zur gleichen Zeit; denn Wechselwirkungen sind nicht genügend erforscht. Wird nur ein Medikament eingenommen, kann man besser einschätzen, ob es wirkt und welche Nebenwirkungen es verursacht.

Es ist auch wichtig, die kleinstmögliche Dosis herauszufinden, in der das Medikament noch wirksam ist. Das kann deutlich unterhalb dessen liegen, was therapeutisch oder im Beipackzettel empfohlen wird. Bei manchen Patienten reichen Kleinstdosierungen von wenigen Milligramm aus. Das variiert von Mensch zu Mensch und muss ausprobiert werden. Manche Betroffene passen die Dosierung ihrer Stimmung an. Auch das kann funktionieren.

19. Ist es sinnvoll, ein neues Medikament auszuprobieren, wenn das alte nicht wirkt?

Das ist das beliebteste Spiel vieler Psychiater: Medikamente verschreiben und, wenn diese nicht wirken, andere verschreiben. Aber im Gegensatz zu den Allgemeinmedizinern steht ihnen leider nur ein ganz armseliges Arsenal an Stoffen zur Verfügung. Auch wenn es anders aussehen mag, weil es sehr viele Hersteller von Psychopharmaka gibt, setzen fast alle Antidepressiva an denselben Rezeptoren an, und die Stoffklasse der Neuroleptika unterscheidet sich nur in ihrer Potenz, das bedeutet in ihrer Wirkstärke.

Es gibt keine biochemischen Parameter, die an eine psychische Krankheit gekoppelt sind. Das bedeutet und das lehrt auch die Erfahrung: Psychische Krankheiten können zwar mit Tabletten behandelt, aber nicht kuriert werden. Sie können bestenfalls das Bewusstsein des Patienten so abdämpfen, dass ihn seine Situation weniger stört. Viele Patienten fühlen sich unter Psychopharmaka wie unter einer Glasglocke und berichten, wie nichts mehr richtig an sie herankommt. Dadurch sind sie eine Zeit lang fähig, weiter zu funktionieren. Die Dämpfung kann in einem akuten Stadium einer Erkrankung durchaus sinnvoll sein. Leider ist es in vielen Fällen so, dass nicht einmal diese Dämpfung einsetzt und das Absetzen später trotzdem problematisch verläuft.

Unser Rat bezüglich Antidepressiva ist hier sehr klar. Wenn ein Präparat über mehrere Wochen eingenommen wurde und keine Besserung eingetreten ist, macht es keinen Sinn, ein anderes auszuprobieren. Erfahrungsgemäß bessern auch die Antidepressiva anderer Hersteller die Depression nicht. Eine der größten unabhängigen Medizinstudien, die STAR* D-Studie, ist im Jahr 2006 genau dieser Frage nachgegangen.[104] Wir haben ausführlich darüber in unserem Buch *Unglück auf Rezept* berichtet.[105] Die Ergebnisse dieser Studie waren vernichtend. In keinem Fall konnte festgestellt werden, dass durch die Umstellung auf ein anderes Antidepressivum eine Verbesserung erzielt werden konnte. Wirkte es nicht gleich zu Beginn der Einnahme, wirkte es gar nicht. Wenn sich also nach mehreren Wochen noch keine Besserung der Symptome ergeben hat, ist es besser, das Medikament abzusetzen.

Eine andere Situation ergibt sich, wenn die Nebenwirkungen nicht zu ertragen sind. Hier kann sich ein weiterer Versuch lohnen. Wird auch das zweite Antidepressivum nicht vertragen, kann man auf weitere Versuche verzichten.

Das große Problem beim Wechsel von Psychopharmaka ist, dass fast immer darauf verzichtet wird, die alten Medikamente abzusetzen. Meist wird einfach das neue Medikament zusätzlich gegeben. Das nennt man »Polypharmazie«, und davor muss man sich schützen. Sie ist ein Ausdruck der Ratlosigkeit eines Systems, das den Menschen nicht wirklich helfen kann. Viele Patienten müssen deswegen eine Vielzahl an Psychopharmaka gleichzeitig einnehmen. Auch nach einer erneuten krankhaften Episode werden meistens neue Medikamente hinzugefügt, ohne die alten auszuschleichen.

Am Ende dieser Elendskette steht oft das Medikament Lithium. Statt zuzugeben, dass sie ratlos sind, schütteln viele Ärzte Lithium wie einen letzten Trumpf aus dem Ärmel. Lithium ist schwer wieder abzusetzen, beschädigt bei Dauereinnahme die Nierenfunktion – und vor allem: Es ist ausschließlich indiziert bei Menschen, die zu Manien neigen. (Wir haben die wichtigsten Informationen über Lithium auf Seite 82 für Sie zusammengestellt.)

Während einer Entzugskrise gelten besondere Regeln. Es kann vorkommen, dass viele Psychopharmaka ausprobiert werden und alle wirkungslos bleiben. Wenn man sich in dieser akuten Krise für ein Medikament entscheidet, muss es meistens wesentlich höher dosiert werden, damit im überreizten Gehirn überhaupt eine Wirkung ankommt.

Es gibt noch einen weiteren Grund, vom ständigen Wechsel auf andere Medikamente abzuraten. Wir haben beobachtet, wie die Verzweiflung von Wechsel zu Wechsel stetig anwächst. Ein Mensch, der sich in einer seelischen Krise entscheidet, Medikamente einzunehmen, setzt viel Hoffnung in diese Behandlung. Bleibt die Wirkung aus und es wird ein Medikament nach dem anderen ausprobiert, ohne dass sich der Zustand bessert, entsteht Verzweiflung. Der Patient erhält den Eindruck, er sei ein hoffnungsloser Fall und nichts könne ihm helfen. Zusätzlich hat er mit den Einschränkungen durch die Nebenwirkungen zu kämpfen. Diese Situation kann Suizidgedanken entstehen lassen oder verstärken.

Wenn sich der Betroffene nicht im Entzug befindet, bringt ein weiteres Anheben der Dosierung unserer Erfahrung nach selten den gewünschten Erfolg. Es gibt Menschen, die sehr gut auf Psychopharmaka ansprechen, dann sind oftmals nur geringe Dosierungen nötig. Und es gibt andere, die gar nicht gut auf Psychopharmaka reagieren. Denen ist mit einer Dosiserhöhung auch nicht geholfen. Niemand kann vorhersagen, wie ein Mensch auf Psychopharmaka reagieren wird. Wenn ein Patient nach mehreren Wochen immer noch keine Linderung der Symptome verspürt, ist es besser, die Medikamente abzusetzen und nach anderen Wegen zu suchen.

Methoden?

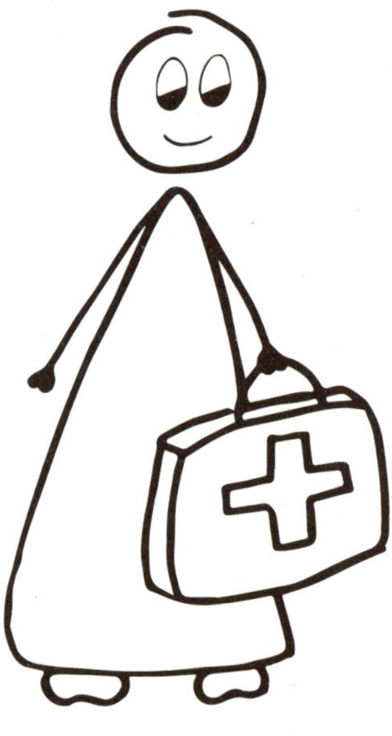

20. Was hilft bei Schlaflosigkeit?

Schlaflosigkeit ist in der Tat die häufigste Begleiterscheinung aller psychischen Erkrankungen. Sie scheint sowohl psychische Krankheiten auszulösen als auch zu bedingen. Im Folgenden haben wir die hilfreichsten Mittel und Methoden gegen Schlaflosigkeit zusammengestellt. Probieren Sie aus, was Ihnen am meisten zusagt. Um einen Gewöhnungseffekt zu vermeiden, wechseln Sie so oft wie möglich die Methode.

Am wichtigsten scheint es, auch angesichts anhaltender Schlaflosigkeit ruhig und gelassen zu bleiben. Denn Angst und Verzweiflung stimulieren das sympathische Nervensystem, was den Organismus auf höhere Aktivität vorbereitet. Es werden Adrenalin und andere Stresshormone ausgeschüttet. Diese wirken dem Schlaf und der Entspannung entgegen.

Mit Schlaflosigkeit geht häufig Tagesmüdigkeit einher. Auch wenn es deswegen schwerfällt, ist es sinnvoll, den Körper mit milder Bewegung zu erschöpfen, damit er abends müde wird. Man sollte versuchen, am Morgen, selbst wenn man nur ein paar Stunden geschlafen hat, vor neun Uhr aufzustehen, damit der Körper nicht aus dem Rhythmus kommt. Es gibt auch Theorien, nach denen nur am Vormittag Hormone gebildet werden, die abends für den Schlaf sorgen.

Nun zu den konkreten Tipps für einen besseren Schlaf:

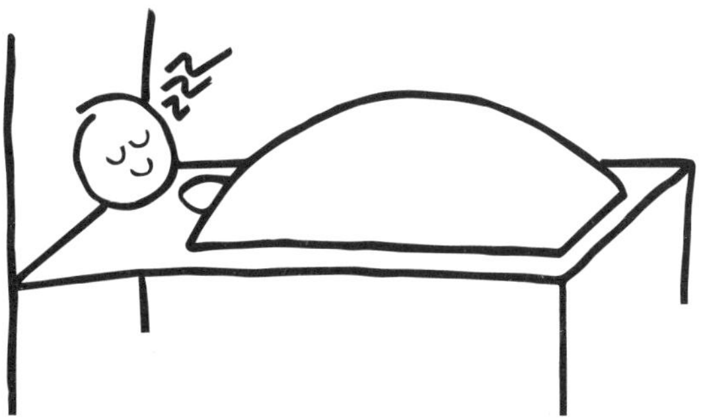

- Ein kurzes, heißes Bad nehmen. Danach nicht abtrocknen, sich in Handtücher hüllen. Socken über die noch nassen Füße ziehen und wieder hinlegen. Das löst Anspannungen, das kurze Aufheizen ermüdet den Körper und setzt einen Schlafreiz.

- Warme Milch trinken, wahlweise mit Honig oder einem Sud aus gekochten Zwiebeln (arabisches Hausmittel).
- Es gibt sehr gute Schlaf- und Beruhigungstees. Hier muss man die Ziehzeiten beachten, um eine gute Wirkung zu erhalten.
- Pflanzen, die schlaffördernd wirken, sind Melisse, Baldrian, Hopfen und Lavendel. Der Passionsblume wird zusätzlich eine angstlösende Wirkung zugeschrieben. Man kann diese Pflanzen in Kapselform, als Tropfen, als ätherische Öle oder als Tee verwenden.
- Viele Patienten leiden im Entzug unter Spannungszuständen, Krämpfen und innerer Unruhe, was den nächtlichen Schlaf behindert. Manchen Menschen hilft es, wenn sie sich deswegen abends noch etwas ausagieren. Das bedeutet, einen Heimtrainer zu benutzen, auf dem Trampolin zu springen, einen Abendspaziergang zu machen oder Yoga zu üben. Aber auch simples Seilspringen kann helfen. Durch dieses abendliche Training kann der Cortisol- und Adrenalinspiegel gesenkt werden. Man nennt das »entadrenalisieren«.
- Bei wiederholtem nächtlichem Erwachen kann auch die Einnahme der Notfallmischung von Dr. Bach (Rescuetropfen) helfen. Hierbei werden zur Beruhigung fünf bis sechs Tropfen dieser Lösung direkt auf die Zunge geträufelt.
- Bei nächtlichen Krämpfen kann man versuchen, diese mit einer Zufuhr von Magnesium zu lindern.
- Das homöopathische Medikament Avena sativa hilft manchen Patienten durch sehr gering dosiertes Koffein und das Gesetz der Ähnlichkeit in den Schlaf.
- Manchen Menschen hilft auch die Einnahme des schlaffördernden Hormons Melatonin.

- Doxylamin ist ein frei verkäufliches schlafförderndes Medikament (zum Beispiel Sedaplus, Hoggar night oder Valocordin-Doxylamin). Es handelt sich um ein Antihistaminikum, eigentlich ein antiallergisches Mittel, das Müdigkeit verursacht.
- Auch die Einnahme von Omega-3-Fettsäuren kann sich beruhigend auf den Organismus auswirken.
- Sexuelle Aktivität kann helfen, sich zu entspannen und einzuschlafen.
- Manche Patienten nehmen sich bei Schlaflosigkeit eine Beschäftigung vor, die sie gern mögen, die den Geist aber nicht anregt, wie zum Beispiel Stricken, Malen oder Musikhören.
- Falls belastende Gedanken auftauchen und beim Einschlafen hinderlich sind, kann es helfen, diese aufzuschreiben mit der Absicht, sich später darum zu kümmern, aber nicht jetzt.
- Es gibt auch gute Einschlafhilfen auf CD, zum Beispiel geführte Meditationen, Fantasiereisen und autogenes Training.
- Sehr gut helfen ebenso Berührungen und Massagen.
- Schlaflosigkeit kann auch mit dem Verzehr von kalorienreichen Lebensmitteln beeinflusst werden. Essen aktiviert den Parasympathikus, der für die Entspannung des Organismus sorgt. Die Energie wird von dem auf Hochtouren laufenden Gehirn in den Magen gelenkt, was beruhigend wirkt. Zucker- und fetthaltiges Essen aktiviert zusätzlich das Belohnungszentrum im Gehirn und löst ein Wohlgefühl aus, das helfen kann, sich zu entspannen. Das bringt aber eventuell ein paar Kilos mehr auf der Waage und kommt deshalb nicht für jeden infrage.
- Es gibt Musik, in der unhörbare Wellen mit sehr niedriger Frequenz, sogenannte Delta-Wellen, mitschwingen. Sie

sollen das Gehirn beruhigen und zu einem tieferen Schlaf führen.

- Von der Indischen Schlafbeere Ashwagandha wird berichtet, dass sie den Schlaf verbessern kann. Diese Heilpflanze kann als Pulver verwendet werden. Es ist jedoch ausgesprochen bitter und von sehr staubiger Konsistenz. Hier werden Dosierungen von 2 bis 7 Gramm empfohlen. Es gibt die Schlafbeere auch in standardisierter Dosierung als Kapsel. Hiervon sollten zwei bis drei Kapseln täglich eingenommen werden. Es empfiehlt sich, auf einen zertifizierten Händler zurückzugreifen. In sehr hohen Dosen wirkt diese Pflanze narkotisch und kann Übelkeit und Erbrechen verursachen. (Weitere Informationen haben wir im Kapitel über Alternativen zusammengestellt.)

21. Kann man allein über die Ernährung eine psychische Erkrankung bessern?

Es gibt mehrere Stadien von psychischen Krankheiten, die bei der Beantwortung dieser Frage berücksichtigt werden müssen. Im akuten Stadium einer psychischen Krankheit sind Ernährungsvorschriften unsinnig, wenn nicht sogar kontraproduktiv. Ein Mensch, der sich beispielsweise mitten in einer Depression befindet, wäre damit völlig überfordert. Sollte es ihm nicht gelingen, das auferlegte Ernährungskonzept zu erfüllen, weil er gar nicht zum Einkaufen kommt oder gar keinen Appetit auf das vorgeschriebene Essen hat, kann das die Depression sogar negativ beeinflussen. In der Regel leidet ein depressiver Mensch eher unter Appetitlosigkeit. Er sollte daher genau das essen, worauf er Lust hat und womit er sich wohlfühlt.

Für jemanden, der sich in einer Manie befindet, einen schizophrenen Schub oder eine Psychose erleidet, kann es sogar wichtig sein, viel zu essen. Die Betroffenen erleben dabei eine vorübergehende Linderung ihrer Symptome, weil die Energie des auf Hochdruck arbeitenden Gehirns kurzzeitig in den Magen-Darm-Trakt verlagert wird. Das macht schläfrig. Sobald die Episode abgeklungen ist, kann man sich wieder um eine ausgewogene Ernährung kümmern. Während einer akuten Phase macht das keinen Sinn und verursacht zusätzlichen Stress.

Menschen, die Psychopharmaka einnehmen, haben oftmals mit ihrem Gewicht zu kämpfen, denn die meisten Psychopharmaka lösen ein Hungergefühl aus, vermindern das Sättigungsgefühl oder lähmen den Stoffwechsel. Sobald die Psychopharmaka abgesetzt sind, verlieren die meisten Patienten recht schnell an Gewicht, sofern sie auf ihre Ernährung achten.

Im Stadium eines Antidepressiva-Entzuges kann es helfen, tryptophanhaltige Lebensmittel oder tryptophanhaltige Nahrungsergänzungsmittel zu sich zu nehmen. Tryptophan ist eine Vorstufe von Serotonin. Diese Nahrungsmittel können nachweislich, genau wie Antidepressiva, den Serotoninspiegel anheben. Natürlich kann dadurch eine Depression nicht beseitigt werden, aber es kann eventuell Entzugssymptome lindern.

Bei psychischen Erkrankungen hat es sich bewährt, besonders auf alle B-Vitamine zu achten und einem Vitamin-D-Mangel vorzubeugen. Viele Patienten berichten, dass die Zufuhr von Omega-3-Fettsäuren einen beruhigenden Effekt auf das Nervensystem hat.

Eine bewusste Ernährung zur Vorbeugung gegen seelische Krisen kann eine gute Hilfe sein. Allerdings ist es hier wichtig, nicht einfach Konzepte von anderen Menschen zu übernehmen. Die bewusste Ernährung kann als Therapie genutzt werden, bei der man langsam herausfindet, was einem guttut und was nicht. Denn eine seelische Krise kann durchaus dazu dienen, mehr über sich und seine Bedürfnisse zu erfahren. Die Krankheit kann einen Menschen leiten, Dinge loszulassen, und in Bereiche hineinführen, die für die Entwicklung gut sind. Und alles, was wir bewusst tun, bringt uns voran. Das schließt auch die Ernährung mit ein.

22. Was hilft bei Depressionen, wenn ich keine Antidepressiva einnehmen möchte?

Zunächst gilt es herauszufinden, ob überhaupt eine psychische Krankheit vorliegt. Oftmals stellt sich nämlich bei genauerer Betrachtung heraus, dass die Betroffenen auf Belastungen des Lebens mit normalem menschlichem Verhalten reagieren: Es ist natürlich, auf einen Verlust mit Trauer zu reagieren. Es ist auch normal, auf eine dauerhaft hohe Arbeitsbelastung mit totaler Erschöpfung zu reagieren. Es gibt keine Medikamente, die uns vor dem Leben schützen. Es ist die Aufgabe des Arztes, in Gesprächen herauszufinden, ob eine behandlungsbedürftige Krankheit vorliegt oder ob die Verstimmung eine gesunde Reaktion des Körpers auf Verlust, Belastung, Stress, Angst oder andere Faktoren ist. In jedem Fall gilt es zu versuchen, die Ursachen, die in die Depression geführt haben, zu bewältigen.

Für alle, denen Zweifel kommen, ob die medikamentöse Dauerbehandlung das Richtige für sie ist, seien hier ein paar Wege aufgezeigt, die sie alternativ ausprobieren können.

Die wenigsten Menschen wissen, dass man Psychopharmaka auch bei Bedarf einnehmen kann. Auf diese Weise kann ein Gewöhnungseffekt vermieden werden, der sich bei den meisten Medikamenten nach ein paar Wochen einstellt. Eine Bedarfsmedikation funktioniert sogar bei Antidepressiva, besonders bei denen, die zusätzlich auf den Histamin-

Rezeptor wirken, wie beispielsweise Mirtazapin oder Amitriptylin. Genau wie bei antiallergischen Mitteln, die ebenfalls den Histamin-Rezeptor blockieren, machen diese Mittel müde und können dadurch das Einschlafen verbessern. Wir haben Patienten, die ab und zu entweder ein paar Tropfen oder eine Tablette dieser Medikamente einnehmen und denen das hilft. Vielleicht auch nur deshalb, weil sie dabei das Gefühl bekommen, etwas gegen ihre Erkrankung zu unternehmen.

Ein Hauptsymptom der Depression ist bekanntlich der Grübelzwang. Um das Gedankenrasen einzudämmen, kann es helfen, ein niedrig dosiertes Neuroleptikum – auch nur bei Bedarf – einzunehmen. Manche Neuroleptika wirken zusätzlich entspannend. Beim späteren Reduzieren des Neuroleptikums kann sich eine antidepressive Wirkung einstellen, wenn der Patient wieder langsam von dieser Dämpfung befreit wird. Depressiven Patienten scheint es zudem leichter zu fallen, von Neuroleptika wegzukommen als von Antidepressiva.

Wenn Schlaflosigkeit auftritt, kann ein Schlafmittel helfen, bei Angstzuständen oder Panik ein Tranquilizer.

Für alle Medikamente gilt: so selten wie möglich, um eine Abhängigkeit zu vermeiden.

Es ist sehr wichtig zu wissen, dass Depressionen eine Erkrankung sind, die episodenhaft auftreten können. Das bedeutet zwar leider, dass eine Depression wiederkommen kann, aber genauso gilt: Sie wird immer wieder verschwinden. Zwischen diesen Phasen liegen stets längere Zeiträume vollständiger psychischer Gesundheit. Eine Depression geht sogar dann vorüber, wenn man sie nicht behandelt. Es ist jedoch keine gute Idee, nichts zu unternehmen.

Sollten Sie gänzlich auf Psychopharmaka verzichten wollen, brauchen Sie in erster Linie ein stärkendes Umfeld. Dann ist es auch möglich, andere Wege einzuschlagen. Es erfordert eine intensive Auseinandersetzung mit der Krankheit. Man sollte wissen, dass jede psychische Krankheit, insbesondere die Depression, aus einer Haltung entsteht, in der der Betroffene Bereiche seiner Lebenswelt ablehnt.

Ein Annehmen der Dinge – auch wenn sie schmerzhaft und unbefriedigend sind – ist schwer, bringt aber immer Erleichterung. Man kann alles durchstehen, wenn man mit den Geschehnissen mitfließt. Das schreibt sich leicht, aber wir wissen, das passiert nicht von allein, sondern benötigt regelmäßige Übung.

Was Sie mitbringen müssen, ist Geduld. Eine seelische Erkrankung benötigt zum Heilen wesentlich länger als die meisten körperlichen Erkrankungen. Im Schnitt, sagen Experten, ist bei einer Depression mit einer Dauer von drei bis sechs Monaten zu rechnen. Das sind für den Betroffenen furchtbare Monate, die kaum auszuhalten sind, weil er mit jedem Tag, da die Beschwerden andauern, die Hoffnung verliert, sein Zustand würde sich jemals ändern. Das wird er aber. Eine Dauerdepression gibt es nicht. Ein seelischer Ausnahmezustand erfüllt – auch wenn das im akuten Zustand nicht immer leicht zu erkennen ist – einen Sinn. Die amerikanische Schriftstellerin Regina Sara Ryan, die selbst durch das tiefe Tal einer Depression schreiten musste, beschreibt das so:

> »Anders ausgedrückt befindet sich jemand, der durch schmerzhafte Erfahrungen geht, in der sogenannten ›Unterwelt‹, dem Reich des Todes; einem Ort des Durchgangs oder des Übergangs, durch den die Seele ihren Weg finden muss, bevor sie ihre endgültige Bestimmung oder Erholung erlangt.«[106]

Es ist wichtig, der Verzweiflung nicht das Steuer zu überlassen. In dem Moment, in dem man aktiv etwas gegen sein Leid unternimmt, befreit man sich aus der gefährlichen Opfermentalität, die gerade depressive Patienten oft überfällt. Allein diese Aktivität kann schon eine Wende zur Besserung einleiten.

Die Frage nach Alternativen ist eine der häufigsten Fragen, die uns Patienten stellen. Fast alle wünschen sich ein alternatives Wundermittel anstelle von verschreibungspflichtigen Medikamenten, das ihr Leiden schnell beendet. Leider gibt es solch ein Mittel nicht. Eine psychische Krankheit ist immer die Aufforderung, sich selbst besser kennenzulernen.

Es hilft auch, alle ehrgeizigen Pläne, was noch geschafft werden muss, fallen zu lassen. Eine Depression ist eine Phase, in welcher der Betroffene gar nichts muss. Damit fällt viel Druck ab.

Dennoch ist es sinnvoll, eine gewisse Tagesstruktur aufrechtzuerhalten oder aufzubauen, mit regelmäßigen Mahlzeiten, Spaziergängen und Besuchern. Sobald Sie bemerken, wie Sie ein paar Stunden lang die Depression vergessen konnten, sind Sie auf dem Weg der Besserung. Nun wird sich der Grauschleier nach und nach verziehen.

Die meisten Menschen, die eine psychische Erkrankung erlitten haben, möchten so schnell wie möglich ihr altes Leben wiederhaben. Das ist oftmals der verkehrte Weg. Eine Depression kann wiederkommen, das alte Leben hat ja die Entstehung einer Depression begünstigt. Deswegen ist es wichtig, Veränderungen vorzunehmen, Belastungen zu erkennen, Stress zu vermeiden und Vorkehrungen zum Schutz zu treffen. Es empfiehlt sich, neue und gesündere Verhaltensweisen zu etablieren, die als Puffer dienen.

Denn wenn die Bahnen im Gehirn für eine Erkrankung erst einmal gelegt sind, kann bereits ein geringer Anlass wieder eine Verstimmung herbeiführen. So entsteht, bildlich gesprochen, eine breite Autobahn mit depressiven Gedankenmustern, die immer wieder von den Nervenzellen ungefragt genutzt werden kann. Doch wenn wir die Vorzeichen unserer Depression kennen, können wir rechtzeitig gegen steuern, indem wir uns weigern, diese Autobahn zu benutzen.

Letztendlich bleibt keinem Betroffenen erspart, Veränderungen in seinem Leben vorzunehmen, damit es wieder in befriedigendere Bahnen gelenkt und Stress reduziert wird. Eventuell ist es auch an der Zeit, Ihrem Leben einen neuen Sinn zu geben oder überhaupt nach einem Sinn zu suchen. Viele Menschen führt eine psychische Krise auf einen spirituellen Pfad. Auch das kann eine große Hilfe sein.

Es gibt leider kein Patentrezept für den Umgang mit der Krankheit. Jeder muss seine eigene Reise antreten.

23. Was muss ich nach dem erfolgreichen Absetzen beachten?

Erst mal können Sie sich auf die Schulter klopfen und gratulieren. Sie können sich auf ein Leben ohne ständiges Tablettenschlucken freuen. Sie können Ihr Leben verbringen, ohne Termine in Praxen zu machen, wo Ihnen ein möglicherweise uninteressierter Arzt ein neues Rezept überreicht, nachdem er Sie eine Stunde im Wartezimmer hat warten lassen. Sie können spontan in den Urlaub fahren ohne Angst, ob Sie genügend Tabletten dabeihaben. Der wattige Nebel wird sich lichten, und Sie können Farben, Gerüche, das Leben an sich wieder intensiver wahrnehmen. Sie werden aktiver sein. Viele Betroffene nehmen an Gewicht ab und gewinnen wieder Freude an Sex.

Dabei müssen allerdings einige Dinge beachtet werden. Nach einem erfolgreichen Psychopharmaka-Entzug bleibt der Patient noch mindestens ein Jahr lang vulnerabler, das heißt verletzlicher. Es kann zu Schwankungen in der Stimmung kommen, und es können immer wieder Symptome auftauchen, wenn man schon gar nicht mehr damit gerechnet hat. Eine psychische Krise kann schnell wieder ausgelöst werden. Nach einem Antidepressiva-Entzug kann es sogar nach einem Jahr noch zu sogenannten Entzugswellen kommen.

Sie müssen aufpassen, Stress vermeiden, für genügend Schlaf sorgen, Frühsymptome erkennen und rechtzeitig gegensteuern. Am besten wäre es, mindestens ein Jahr nach der letzten Tablette noch einmal im Monat oder einmal im Quartal einen Therapeuten aufzusuchen, der zur Stabilisierung beiträgt.

Die Medikamente losgeworden zu sein heißt noch lange nicht, die gesamte Krankheit losgeworden zu sein. Viele Mediziner sind felsenfest davon überzeugt, eine psychische Krankheit sei ein Urteil auf Lebenszeit. Diese »Weisheit« geben sie dann auch gern an ihre Patienten weiter: »Sie wissen schon, dass Sie das jetzt ein Leben lang haben werden.«

Zugegebenermaßen ist es ein sehr langer, oft steiniger Weg zur Heilung. Medikamentenfreiheit ist nur der erste Schritt dieser langen Reise. Aber es ist möglich, von seinem psychischen Leid geheilt zu werden. In der Medizin gibt es überhaupt nichts, was es nicht gibt.

Der Autorin und Psychologin Arnhild Lauveng ist es gelungen, sich erst von den Medikamenten und dann von der Schizophrenie zu befreien. Sie hat sich der Herausforderung gestellt und nach und nach ihre Erkrankung entzaubert:

> »Ich bin jetzt gesund und habe keine Angst mehr, psychotisch zu werden. Für mich war es ein Lernprozess, wieder gesund zu werden … Ich glaube nicht, dass ich

jemals wieder in das Stadium zurückkomme in dem mein Kopf voller brüllender Stimmen ist, ein unendliches Chaos mit verdrehtem Sinne, chancenlos, mich oder mich selbst oder die Welt zu verstehen. Das ist vorbei. Ich verstehe jetzt. Hat man dem Weihnachtsmann erst den Bart hinuntergezogen und gesehen, dass es Onkel Arne ist, fällt es einem schwer, weiter an ihn zu glauben. Dann ist die Krankheit vorbei.«[107]

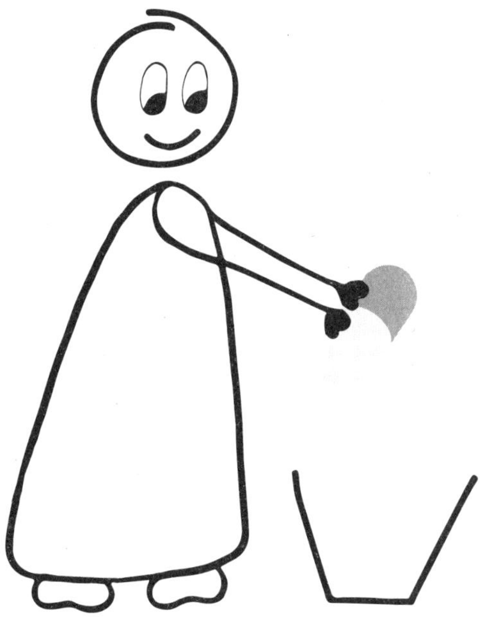

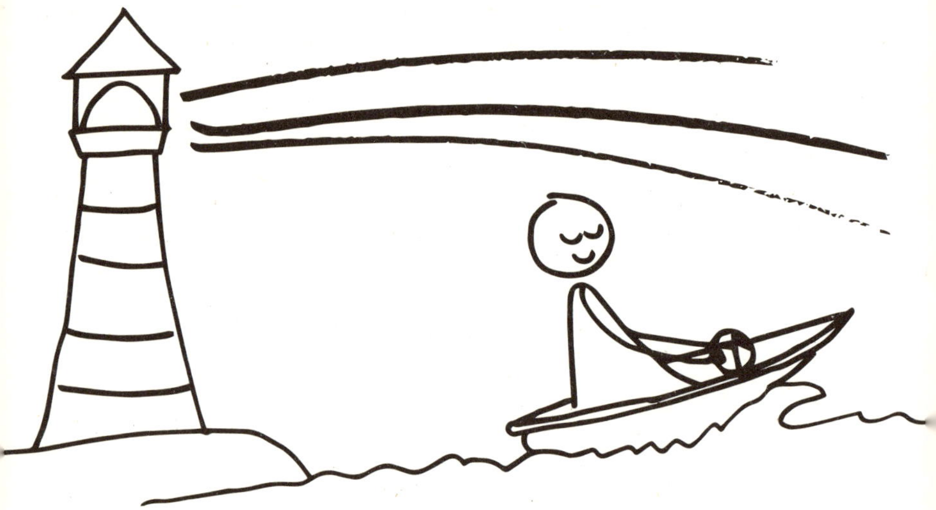

Zum Schluss

Auf dem Ozean des Lebens segeln wir alle in unseren eigenen kleinen Schiffchen umher. Vielleicht wurde Ihnen das Ruder Ihres Schiffes durch eine Krankheit aus der Hand genommen. Möglicherweise haben es andere gelenkt, und der Einfluss auf den Kurs Ihres Lebens wurde immer geringer. Das Ruder nicht mehr fest in den Händen haltend, wurden Sie auf dem Ozean des Lebens hin und her getrieben. Vielleicht bekamen Sie dabei das Gefühl, sich völlig allein auf hoher See zu befinden.

Wie ein Leuchtturm wollen wir Ihnen mit diesem Buch eine Orientierung geben und das Gefühl der Einsamkeit lindern. Mit den vorgestellten Mitteln und Methoden wollen wir Ihnen helfen, das Ruder wieder in die Hand zu nehmen und Ihr Leben in die gewünschte Richtung zu lenken. Manchmal ist der Weg zur Stabilität von heftigen Stürmen und Rückschlägen begleitet. Manchmal dauert er auch etwas länger. Wichtig ist, sich den Platz am Ruder zurückzuerobern und sich aus der Passivität zu befreien.

Wir hoffen, wir konnten Ihnen in diesem Buch Anregungen geben, mit denen Sie Ihren Weg durch die Strömungen des Ozeans selbstbestimmt meistern.

Wenn sich das Wissen um den *sanften Entzug* verbreiten soll, ist es wichtig, dass möglichst viele Menschen dieses Buch lesen und weiterempfehlen. Dann wird eines Tages dieses Wissen Einzug in die psychiatrische Behandlung halten und sie verändern.

Vielen Dank dafür!

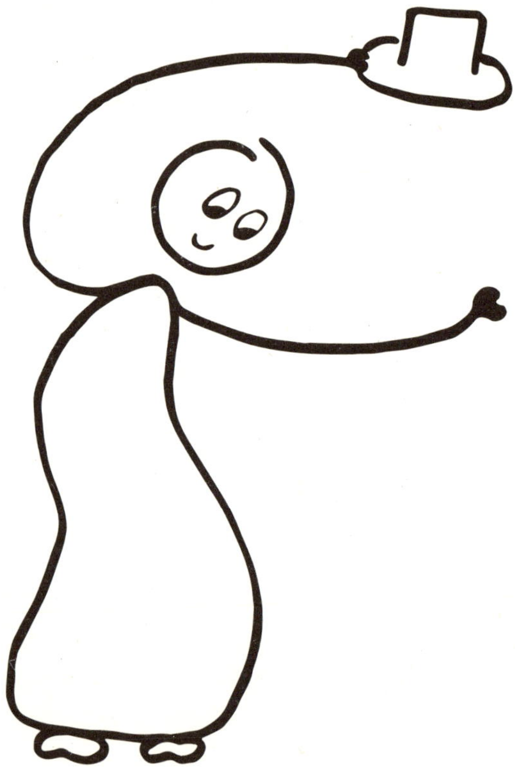

Danke

Wir danken unserer Tochter Anna, die für dieses Buch nicht nur wunderschöne Illustrationen angefertigt hat, sondern auch das Manuskript von der ersten bis zur letzten Zeile mit wertvollen Anregungen begleitet hat.

Wir danken den vielen Menschen, die täglich unseren Rat suchen. Aus ihren Geschichten und Fragen ist dieses Buch entstanden.

Wir danken unseren Agenten Nadja Kossack und Lars Schultze-Kossack, die sofort Feuer und Flamme für das Projekt waren.

Wir danken Sabine Jaenicke vom Droemer Knaur Verlag dafür, dass sie sich für unsere Ideen starkgemacht hat.

Wir danken unserem Lektor Ralf Lay für seine gründliche und behutsame Bearbeitung des Manuskripts und die Hilfe beim Quellenverzeichnis.

Wir danken Wolf Müller für seine wertvolle Unterstützung und für die Anregung zum »sanften Entzug«.

Wir danken Peter Lehmann, Peter Gøtzsche, Peter Breggin, David Healy und Volkmar Aderhold für ihre inspirierende Arbeit.

Wir danken Felix Fries für seine großzügige Unterstützung.

Wir danken Ayya Khema und Bhante Punnaratana für die geistige Zuflucht, die sie uns bieten.

Und wir danken unseren vier Kindern Anna, Aaron, Amber und Arthur für die Freude, die sie uns täglich bereiten.

Anhang

Literatur

Ansari, Dr. Peter, und Ansari, Mahinda: Unglück auf Rezept. Die Antidepressiva-Lüge und ihre Folgen, Klett-Cotta, Stuttgart [4]2019 (2016)

Aron, Elaine: Sind Sie hochsensibel? Wie Sie Ihre Empfindsamkeit erkennen, verstehen und nutzen, mvg, Heidelberg 2005 (Orig.: The Highly Sensitive Person. How to Thrive When the World Overwhelms You, Replica, Bridgewater 1996)

Dalai Lama: Das Buch der Menschlichkeit. Eine neue Ethik für unsere Zeit, Lübbe, Bergisch Gladbach 2002

Gibran, Khalil: Der Wanderer. Seine Gleichnisse und Erzählungen, dtv, München [3]2012

Gøtzsche, Peter: Tödliche Medizin und organisierte Kriminalität. Wie die Pharmaindustrie das Gesundheitswesen korrumpiert, riva, München [5]2020 (2014)

Gründer, G., und Benkert, O.: Handbuch der psychiatrischen Pharmakotherapie, Springer, Heidelberg 2012

Haig, Matt: Ziemlich gute Gründe, am Leben zu bleiben, dtv, München 2016

Hasler, Felix: Neuromythologie. Eine Streitschrift gegen die Deutungsmacht der Hirnforschung, Transscript, Bielefeld [3]2013

Hoffmann, Christiane, und Schmelcher, Antje: Ritalin gegen ADHS. Wo die wilden Kerle wohnen, Frankfurter Allgemeine Zeitung, 16. 2. 2012, https://www.faz.net/-gpg-6xm25

Högberg, Göran, Antonuccio, David O., und Healy, David: Suicidal Risk from Tads Study Was Higher Than It First Appeared, International Journal of Risk & Safety in Medicine, 27(2), 2015, S. 85–91, https://doi.org/10.3233/JRS-150645, http://content.iospress.com/articles/international-journal-of-risk-and-safety-in-medicine/jrs0645

Khema, Ayya: Meditation ohne Geheimnis, Jhana Verlag, Ütinghausen 2011

Kirsch: Irving: The Emperor's New Drugs: Exploding the Antidepressant Myth, The Bodley Head, London 2009

Lauveng, Arnhild: Morgen bin ich ein Löwe. Wie ich die Schizophrenie besiegte, btb, München [2]2010

Makary, M. A., und Daniel, M.: Medical Error – The Third Leading Cause of Death in the US, BMJ, 353, May 3, 2016, S. i2139, https://doi.org/10.1136/bmj.i2139, https://www.bmj.com/content/353/bmj.i2139

Melle, Thomas: Die Welt im Rücken, Rowohlt, Reinbek 2016

Mosa, Milena: Schlampenyoga oder Wo geht's hier zur Erleuchtung?, Heyne, München 2006

Ryan, Regina Sara: Die erwachte Frau. Weibliche Weisheit auf dem spirituellen Weg, Advaita Media, Saunstorf 2010

Schleim, Stephan: Was sind psychische Störungen? Grundlagenfragen, gesellschaftliche Herausforderungen, Alternativen zur Biologie, Heise Media, Hannover 2018, E-Book

Schlenz, Kester: Ich bin bekloppt … und ich bin nicht der Einzige. Mein Weg aus der Psychokrise, Mosaik, München 2020

Schwabe, U., und Ludwig, W. D.: Arzneiverordnungs-Report 2020: aktuelle Daten, Kosten, Trends und Kommentare, Springer, Berlin, Heidelberg 2020

Seyboldt, Franziska: Rattatatam, mein Herz. Vom Leben mit der Angst, Kiepenheuer & Witsch, Köln 2018

Suter, Martin: Abschalten. Die Business Class macht Ferien, Diogenes, Zürich 2021

Vitiello, B., Silva, S. G., Rohde, P., Kratochvil, C. J., Kennard, B. D., Reinecke, M. A., Mayes, T. L., et al.: Suicidal Events in the Treatment for Adolescents with Depression Study (Tads), J Clin Psychiatry 70(5), 2009, S. 741–747, http://www.ncbi.nlm.nih.gov/pubmed/19552869

WHO: International Classification of Diseases 11th Revision, World Heath Organization, https://icd.who.int/en

Wolf, Ravena: Die weiße Rabin. Eine schamanische Reise zur Quelle meiner Kraft, Arkana, München 2014, E-Book

Anmerkungen

1 Makary, M. A., und Daniel, M.: Medical error-the third leading cause of death in the US, BMJ (British Medical Journal), 353, 2016, S. i2139, https://doi.org/10.1136/bmj.i2139; Gøtzsche, P. C.: Prescription drugs are the third leading cause of death, in the bmj opinion, BMJ, 16. 6. 2016, https://blogs.bmj.com/bmj/2016/06/16/peter-c-gotzsche-prescription-drugs-are-the-third-leading-cause-of-death/; Schroeder, M. O.: Death By Prescription, in US News & World Report, 2016, Mortimer B. Zuckerman, Washington, D. C., https://health.usnews.com/health-news/patient-advice/articles/2016-09-27/the-danger-in-taking-prescribed-medications.

2 58 000 Tote durch falsche Medikamente, in Welt am Sonntag, 7. 9. 2003, https://www.welt.de/print-wams/article100194/58-000-Tote-durch-falsche-Medikamente.html; Schweitzer, A.: MHH-Forscher: Todesfälle durch Arzneimittel werden unterschätzt, in Professor Frölich bewertet aktuelle Daten auf einer Pressekonferenz am 25. 8. 2003, idw-online: Hannover. https://idw-online.de/de/news?print=1&id=67773; Bartens, W.: Tod aus der Pillendose, Süddeutsche Zeitung, 7. 5. 2010, https://sz.de/1.623012.

3 Statistisches Bundesamt: Anzahl der Todesfälle nach den häufigsten Todesursachen in Deutschland in den Jahren 2017 bis 2019, S. Bundesamt, Editor, 2020, https://de.statista.com/statistik/daten/studie/158441/umfrage/anzahl-der-todesfaelle-nach-todesursachen/.

4 BfArM, Medikationsfehler als Ursache für Krankenhauseinweisungen: Bundesinstitut für Arzneimittel und Medizinprodukte startet neues Forschungsprojekt, 2014, S. 1. https://www.bfarm.de/SharedDocs/Pressemitteilungen/DE/2014/pm17-2014.html.

5 Bundesverband der Arzneimittel-Hersteller e. V.: Der Arzneimittelmarkt in Deutschland 2020, 2. 6. 2021, https://www.bah-bonn.de/index.php?id=2&type=565&file=redakteur_filesystem/public/Weitere_oeffentliche_Dateien/BAH_Zahlenbroschuere_2020_21-05-07_WEB.pdf.

6 Hoffmann, F., Boeschen, D., Dörks, M., Herget-Rosenthal, S., Petersen, J., und Schmiemann, G.: Niereninsuffizienz und Medikation bei Pflegeheimbewohnern, Dtsch Arztebl International, 113(6), 2016, S. 92–98, https://doi.org/10.3238/arztebl.2016.0092.

7 Schlimpert, V.: Heftige Kritik an neuer US-Definition der Hypertonie, ÄrzteZeitung, 12. 3. 2018, https://www.aerztezeitung.de/Medizin/Heftige-Kritik-an-neuer-US-Definition-der-Hypertonie-227728.html.

8 Bundesverband der Arzneimittel-Hersteller e. V., a. a. O.

9 Angell, M.: Der Pharma-Bluff: wie innovativ die Pillenindustrie wirklich ist, 2005, KomPart-Verlag-Ges., http://books.google.de/books?id=JBBPAwAACAAJ; Anonymous: List of largest pharmaceutical settlements, 2014, https://en.wikipedia.org/wiki/List_of_largest_pharmaceutical_settlements.

10 Ansari, Dr. Peter, und Ansari, Mahinda: Unglück auf Rezept. Die Antidepressiva-Lüge und ihre Folgen, Klett-Cotta, Stuttgart [4]2019 (2016), https://www.klett-cotta.de/buch/Ratgeber_Lebenshilfe/Unglueck_auf_Rezept/74820.

11 Gøtzsche, Peter: Tödliche Medizin und organisierte Kriminalität. Wie die Pharmaindustrie das Gesundheitswesen korrumpiert, Riva, München [5]2020 (2014); Thiem, U., Wilm, S., Greiner, W., Rudolf, H., Trampisch, H. J., Müller, C., Theile, G., und Thürmann, P. A.: Reduction of potentially inappropriate medication in the elderly: design of a cluster-randomised controlled trial in German primary care practices (RIME), https://journals.sagepub.com/doi/10.1177/2042098620918459.

12 WHO: World Health Organization Model List of Essential Medicines, 22nd list, 2021, https://www.who.int/publications/i/item/WHO-MHP-HPS-EML-2021.02.

13 Frances, Allen: Normal – Gegen die Inflation psychiatrischer Diagnosen, DuMont, Köln 2013.

14 Kapur, S., Phillips, A. G., und Insel, T. R.: Why has it taken so long for biological psychiatry to develop clinical tests and what to do about it?, Mol Psychiatry, 17, 2012, S. 1174–1179, https://pubmed.ncbi.nlm.nih.gov/22869033/; Insel, T. R.: Transforming Diagnosis, in Director's Blog, 2013, http://psychrights.org/2013/130429NIMHTransforming-Diagnosis.htm; Hyman, S. E.: Revolution stalled, Sci Transl Med, 4(155), 2012, S. 155cm11, doi: 10.1126/scitranslmed.3003142.

15 Dalai Lama: Das Buch der Menschlichkeit. Eine neue Ethik für unsere Zeit, Lübbe, Bergisch Gladbach 2002.

16 Lauveng, Arnhild: Morgen bin ich ein Löwe. Wie ich die Schizophrenie besiegte, btb, München [2]2010.

17 Seikkula, J., und Olson, M. E.: The open dialogue approach to acute psychosis: Its poetics and micropolitics. Family process, 42(3), 2003,

S. 403–418; Haarakangas, K., et al.: Open dialogue: An approach to psychotherapeutic treatment of psychosis in Northern Finland. Collaborative therapy: Relationships and conversations that make a difference, 2007, https://www.dialogueformation.com/uploads/1/3/9/9/13993272/haarakangas_et_al_2007_open_dialogue_an_approach_to_psychotherapeutic_treatment_of_psychosis_in_northern finland__1_.pdf, S. 221–233; Aderhold, V., und Greve, N.: Bedürfnisangepasste Behandlung und offene Dialoge. Kontext, 40(3), 2009, S. 228–242, http://www.offener-dialog.de/downloads/aderholdgreve_beduerfnisangepasste_behandlung.pdf; Seikkula, J., Alakare, B., und Aaltonen, J.: The comprehensive open-dialogue approach in Western Lapland: II. Long-term stability of acute psychosis outcomes in advanced community care, Psychosis, 3(3), 2011, S. 192–204.

18 Schlenz, Kester: Ich bin bekloppt … und ich bin nicht der Einzige. Mein Weg aus der Psychokrise, Mosaik, München 2020.

19 Gibran, Khalil: Der Wanderer. Seine Gleichnisse und Erzählungen, dtv, München [3]2012.

20 Seyboldt, Franziska: Rattatatam, mein Herz. Vom Leben mit der Angst, Kiepenheuer & Witsch, Köln 2018.

21 Schwabe, U., und Ludwig, W. D.: Arzneiverordnungs-Report 2020: aktuelle Daten, Kosten, Trends und Kommentare, Springer, Berlin/Heidelberg 2020; Schwabe, U., und Paffrath, D.: Arzneiverordnungsreport ’92, Elsevier, München 1992, https://www.depression-heute.de/siebenmal-mehr-antidepressiva-als-1991/; Antidepressiva 1991: 197 Mio. DDD; Antidepressiva 2019: 1609 Mio. DDD.

22 Khema, Ayya: Meditation ohne Geheimnis, Jhana Verlag, Üting-hausen 2011.

23 Pschyrembel-Redaktion (Hg.): Pschyrembel Klinisches Wörterbuch, De Gruyter, Berlin [261]2007.

24 Khema, a. a. O.

25 Haig, Matt: Ziemlich gute Gründe, am Leben zu bleiben, dtv, München 2016.

26 Bschor, T., et al.: Fünfundzwanzig Jahre Lithiumaugmentation, Nervenarzt, 78(11), 2007, S. 1237–1247, https://doi.org/10.1007/s00115-007-2273-5.

27 Stingl, J., Brockmöller, J., und Viviani, R.: Genetic variability of drug-metabolizing enzymes: the dual impact on psychiatric therapy and regulation of brain function, Mol Psychiatry 18, 2013, S. 273–287, https://doi.org/10.1038/mp.2012.42; Lapetina, D., Yang, E., Henriques, B., und Aitchison, K.: Pharmacogenomics and Psycho-

pharmacology, in Haddad, P., und Nutt, D. (Hg.): Seminars in Clinical Psychopharmacology (College Seminars Series), Cambridge University Press, Cambridge 2020, S. 151–202, doi:10.1017/9781911623465.007.

28 Suppes, T., Baldessarini, R. J., Faedda, G. L., und Tohen, M.: Risk of recurrence following discontinuation of lithium treatment in bipolar disorder, Arch Gen Psychiat 48(12), 1991, S. 1082–1088; Baldessarini, R. J., Tondo, L., und Viguera, A. C.: Discontinuing lithium maintenance treatment in bipolar disorders: risks and implications, Bipolar Disord 1(1), 1999, S. 17–24.

29 Tod nach Plan. André, psychisch krank und lebensmüde, SRF, 2010/11, DVD, https://www.srf.ch/shop/tod-nach-plan-andre-psychisch-krank-und-lebensmuede.

30 Melle, Thomas: Die Welt im Rücken, Rowohlt, Reinbek 2016.

31 Wolf, Ravena: Die weiße Rabin. Eine schamanische Reise zur Quelle meiner Kraft, Arkana, München 2014, E-Book.

32 Ab 1982 wurde behauptet, mit dieser Operation das Leben von psychiatrischen Patienten zu retten: Gath, D., Cooper, P., und Day, A.: Hysterectomy and Psychiatric Disorder: I. Levels of Psychiatric Morbidity before and after Hysterectomy, British Journal of Psychiatry, 140(4), 1982, S. 335–342, doi:10.1192/bjp.140.4.335. Im Jahr 1995 betrachteten die Autoren die Evidenzlage erneut und kamen zu einem anderen Schluss: Gath, D., Rose, N., Bond, A., Day, A., Garrod, A., und Hodges, S.: Hysterectomy and psychiatric disorder: are the levels of psychiatric morbidity falling?, Psychol Med, Mar, 25(2), 1995, S. 277–283, doi:10.1017/s0033291700036175. Leider endeten damit nicht die Eingriffe. Heute wird der Eingriff noch immer empfohlen: Salfelder, A., et al.: Hysterektomie als Standardeingriff in der Tagesklinik – ein Wagnis? Erfahrungen mit ambulanten Hysterektomien, Frauenarzt 10, 2007, https://www.frauenarzt.de/index.php/heftarchiv/48-jahrgang-2007/frauenarzt-10-07/2149-fa-2007-nr-10-fort-hysterektomie-als-standardeingriff-in-der-tagesklinik/file; oder in der Tageszeitung: Werner, Cornelia: Ambulant die Gebärmutter entfernen, 16. 7. 2008, https://www.abendblatt.de/ratgeber/wissen/medizin/article107428290/Ambulant-die-Gebaermutter-entfernen.html.

33 Fusar-Poli, P.: Can neuroimaging prove that schizophrenia is a brain disease? A radical hypothesis, Med Hypotheses, Nov, 73(5), 2009, S. 855 f., doi:10.1016/j.mehy.2009.05.016.; Miller, G.: Psychiatry Beyond DSM: seeking a brain-based classification of mental illness, Science, 327(5972), 2010, S. 1437, doi:10.1126/science.327.5972.1437;

Reidbord, S.: Are Psychiatric Disorders Brain Diseases?, in Psychology Today, 12.12.2015, https://www.psychologytoday.com/us/blog/sacramento-street-psychiatry/201512/are-psychiatric-disorders-brain-diseases; Schleim, Stephan: Was sind psychische Störungen? (Telepolis): Grundlagenfragen, gesellschaftliche Herausforderungen, Alternativen zur Biologie, Heise Media, Hannover 2018, https://www.heise.de/tp/buch/telepolis_buch_3938861.html.

34 Wardlaw, J.M., Sandercock, P.A., Dennis, M.S., und Starr, J.: Is breakdown of the blood-brain barrier responsible for lacunar stroke, leukoaraiosis, and dementia?, Stroke, Mar, 34(3), 2003, S. 806–812, doi:10.1161/01.STR.0000058480.77236.B3.; Starr, J.M., Wardlaw, J., Ferguson, K., MacLullich, A., Deary, I.J., und Marshall, I.: Increased blood-brain barrier permeability in type II diabetes demonstrated by gadolinium magnetic resonance imaging, J Neurol Neurosurg Psychiatry, Jan, 74(1), 2003, S. 70–76, doi:10.1136/jnnp.74.1.70.; Daneman, R., und Prat, A.: The blood-brain barrier, Cold Spring Harb Perspect Biol., Jan 5, 7(1), 2015, S. a020412, doi:10.1101/cshperspect.a020412. PMID: 25561720; Umezu, T., Sano, T., Hayashi, J., und Shibata, Y.: Simultaneous blood and brain microdialysis in a free-moving mouse to test blood-brain barrier permeability of chemicals, Toxicol Rep, Nov 6, 7, 2020, S. 1542–1550, doi:10.1016/j.toxrep.2020.10.023.

35 Hasler, Felix: Neuromythologie. Eine Streitschrift gegen die Deutungsmacht der Hirnforschung, Transscript, Bielefeld [3]2013.

36 Dinga, R., Marquand, A.F., Veltman, D.J., et al.: Predicting the naturalistic course of depression from a wide range of clinical, psychological, and biological data: a machine learning approach, *Transl Psychiatry* 8, 241, 2018, https://doi.org/10.1038/s41398-018-0289-1.

37 Coppen, A.: The biochemistry of affective disorders, Br J Psychiatry, 113(504), 1967, S. 1237–1264, doi:10.1192/bjp.113.504.1237; Ansari, a.a.O., S. 143f.

38 Gjerris, A., Sørensen, A.S., Rafaelsen, O.J., Werdelin, L., Alling, C., und Linnoila, M.: 5-HT and 5-HIAA in cerebrospinal fluid in depression, J Affect Disord. Jan-Feb, 12(1), 1987, S. 13–22, doi:10.1016/0165-0327(87)90056-5.

39 Gjerris, A., und Rafaelsen, O.J.: Neurotransmiters and their Metabolites in CSF in Depression and under the Influence of Antidepressant Drugs, in Lerer, B., und Gershon, S. (Hg.): New Directions in Affective Disorders, Springer, New York 1989, S. 213–216; Becker, U., et al.: Direktes Serotonin (5-HT) im Liquor psychiatrischer Patienten, in

Möller, H. J., Müller-Spahn, F., und Kurtz, G. (Hg.): Aktuelle Perspektiven der Biologischen Psychiatrie, Springer Vienna, Wien 1996, S. 161–165. In einer neueren Arbeit wurde die Rezeptorbelegung mit der PET-Technologie untersucht: Bhagwagar, Z., Murthy, N., Selvaraj, S., Hinz, R., Taylor, M., Fancy, S., Grasby, P., und Cowen, P.: 5-HTT binding in recovered depressed patients and healthy volunteers: a positron emission tomography study with [11C]DASB, Am J Psychiatry, Dec, 164(12), 2007, S. 1858–1865, doi:10.1176/appi.ajp.2007.06111933.

40 Gøtzsche, Tödliche Medizin und organisierte Kriminalität, a. a. O.

41 Yoon, H. S., Hattori, K., Ogawa, S., Sasayama, D., Ota, M., Teraishi, T., und Kunugi, H.: Relationships of Cerebrospinal Fluid Monoamine Metabolite Levels With Clinical Variables in Major Depressive Disorder, J Clin Psychiatry, Sep/Oct, 78(8), 2017, S. e94–e956, doi:10.4088/JCP.16m11144.

42 Ansari, a. a. O.

43 Schwabe und Ludwig, a. a. O.; Schwabe und Paffrath, a. a. O.

44 Moser, Milena: Schlampenyoga oder Wo geht's hier zur Erleuchtung?, Heyne, München 2006.

45 Zitat des Psychiaters Tom Bschor: »Das sind keine Lutschbonbons« über Antidepressiva in der Apotheken-Umschau 09/2014, https://www.presseportal.de/pm/52678/2830191.

46 Hogan, C., Le Noury, J., Healy, D., und Mangin, D.: One hundred and twenty cases of enduring sexual dysfunction following treatment, Int J Risk Saf Med., 26(2), 2014, S. 109–116, doi:10.3233/JRS-140617; Ashton, A. K., Jamerson, B. D., Weinstein, W., und Wagoner: C.: Antidepressant-related adverse effects impacting treatment compliance: Results of a patient survey, Curr Ther Res Clin Exp, Mar; 66(2), 2005, S. 96–106, doi:10.1016/j.curtheres.2005.04.006; Ansari, P.: Antidepressive Medikamente und gestörte Sexualität, 2015, https://www.depression-heute.de/antidepressive-medikamente-und-sexualitaet.

47 Härtel-Petri, Roland: Illegale Drogen – »Crystal Meth«: Enormes Suchtpotenzial, Dtsch Arztebl; 111(17), 2014, A 738–740, https://www.aerzteblatt.de/archiv/159404/Illegale-Drogen-Crystal-Meth-Enormes-Suchtpotenzial. Als Fernsehdokumentation: USA: Sucht auf Rezept, 2014, https://www.daserste.de/information/politik-weltgeschehen/weltspiegel/sendung/br/usa-sucht-adderall-100.html.

48 Die Verschreibungshäufigkeit von Ritalin (Methylphenidat) basiert auf Zahlen des Arzneiverordungs-Report:
Methylphenidat 1991–0,4 Millionen Tabletten (DDD),

Methylphenidat 1995–1,3 Millionen Tabletten (DDD),
Methylphenidat 1999–8,4 Millionen Tabletten (DDD),
Methylphenidat 2012–58 Millionen Tabletten (DDD),
Methylphenidat 2019–56 Millionen Tabletten (DDD),
https://wido.de/publikationen-produkte/buchreihen/arzneiverordnungs-report/ und https://www.wido.de/fileadmin/Dateien/Dokumente/Publikationsdatenbank/wido_arz_methylphenidat_2002.pdf.

49 Über Strattera schreibt das BfArM: Warnhinweis auf suizidales Verhalten bei Kindern mit ADHS angeordnet: https://www.bfarm.de/SharedDocs/Pressemitteilungen/DE/mitteil-alt/pm18-2005.html; siehe auch: https://www.arznei-telegramm.de/html/2008_12/0812512_01.html und https://www.arznei-telegramm.de/html/2015_12/1512125_03.html.

50 Batstra, L., Nieweg, E. H., Pijl, S., Van Tol, D. G., und Hadders-Algra, M.: Childhood ADHD: a stepped diagnosis approach, J Psychiatr Pract, May, 20(3), 2014, S. 169–177, doi:10.1097/01.pra.0000450316.68494.20; Schleim, Stephan: Nein, Ihr Kind ist nicht krank, Telepolis vom 9. 7. 2021, https://heise.de/-6133831.

51 Eine aktuelle Langzeitstudie zeigt: Neun von zehn Kindern behalten ihre ADHS-Diagnose im Erwachsenenalter: Sibley, M. H., Arnold, L. E., Swanson, J. M., Hechtman, L. T., Kennedy, T. M., Owens, E., Molina, B. S. G., Jensen, P. S., Hinshaw, S. P., Roy, A., Chronis-Tuscano, A., Newcorn, J. H., und Rohde, L. A.: MTA Cooperative Group: Variable Patterns of Remission From ADHD in the Multimodal Treatment Study of ADHD, Am J Psychiatry, Aug 13, 2021, appiajp202121010032, doi:10.1176/appi.ajp.2021.21010032; dos Santos Pereira, M., Sathler, M. F., Valli Tda, R., Marques, R. S., Ventura, A. L., Peccinalli, N. R., Fraga, M. C., Manhães, A. C., und Kubrusly, R.: Long Withdrawal of Methylphenidate Induces a Differential Response of the Dopaminergic System and Increases Sensitivity to Cocaine in the Prefrontal Cortex of Spontaneously Hypertensive Rats, PLOS ONE, Oct 28, 10(10), 2015, e0141249, doi:10.1371/journal.pone.0141249.

52 Hoffmann, Christiane, und Schmelcher, Antje: Ritalin gegen ADHS. Wo die wilden Kerle wohnen, Frankfurter Allgemeine Zeitung, 16. 2. 2012, https://www.faz.net/aktuell/politik/inland/ritalin-gegen-adhs-wo-die-wilden-kerle-wohnten-11645933.html.

53 Viele Fachleute lehnen die Diagnose Bipolar II ab: Malhi, G. S., Outhred, T., und Irwin, L.: Bipolar II Disorder Is a Myth, The Canadian Journal of Psychiatry, 070674371984734, 2019, doi:10.1177/0706743719847341.

54 Garnham, J., Munro, A., Slaney, C., Macdougall, M., Passmore, M., Duffy, A., O'Donovan, C., Teehan, A., und Alda, M.: Prophylactic treatment response in bipolar disorder: results of a naturalistic observation study, J Affect Disord, Dec, 104(1–3), 2007, S. 185–190, doi:10.1016/j.jad.2007.03.003; siehe auch Ansari, Unglück auf Rezept, a. a. O., S. 108 f.

55 Shorter, E.: The history of lithium therapy. Bipolar disorders, 11 (Suppl 2), 2009, S. 4–9, https://doi.org/10.1111/j.1399-5618.2009.00706.x.

56 Cade, J. F.: Lithium salts in the treatment of psychotic excitement, Med J Aust, Sep 3, 2(10), 1949, S. 349–352, doi:10.1080/j.1440-1614.1999.06241.x.

57 Juurlink, D. N., Mamdani, M. M., Kopp, A., Rochon, P. A., Shulman, K. I., und Redelmeier, D. A.: Drug-induced lithium toxicity in the elderly: a population-based study, J Am Geriatr Soc, May, 52(5), 2004, S. 794–798, doi:10.1111/j.1532-5415.2004.52221.x.

58 Goodwin, G. M.: Recurrence of mania after lithium withdrawal. Implications for the use of lithium in the treatment of bipolar affective disorder, Br J Psychiatry, Feb, 164(2), 1994, S. 149–152, doi:10.1192/bjp.164.2.149; Mander, A. J.: Is there a lithium withdrawal syndrome?, Br J Psychiatry, Oct, 149, 1986, S. 498–501, doi:10.1192/bjp.149.4.498.; Cosci, F., und Chouinard, G.: Acute and Persistent Withdrawal Syndromes Following Discontinuation of Psychotropic Medications. Psychother Psychosom, 89(5), 2020, S. 283–306, doi:10.1159/000506868.

59 Sogar als Spurenelement im Trinkwasser wird Lithium ein positiver Effekt zugesprochen: Memon, A., Rogers, I., Fitzsimmons, S. M. D. D., Carter, B., Strawbridge, R., Hidalgo-Mazzei, D., und Young, A. H.: Association between naturally occurring lithium in drinking water and suicide rates: systematic review and meta-analysis of ecological studies, Br J Psychiatry, Dec, 217(6), 2020, S. 667–678, doi:10.1192/bjp.2020.128.

60 Aderhold, Volkmar, DGSP e. V.: Neuroleptika reduzieren und absetzen, DGSP 2018, https://www.dgsp-ev.de/veroeffentlichungen/broschueren/neuroleptika-reduzieren-und-absetzen.html.

61 Roth-Isigkeit, A., und Harder, S.: Die Entlassungsmedikation im Arztbrief, Med Klein, 100, 2005, S. 87–93, https://doi.org/10.1007/s00063-005-1001-9.

62 Virapen, J.: Nebenwirkung Tod: Ein Ex-Manager der Pharmaindustrie packt aus, Familienverlag Buchner, Kleinsendelbach 2009; Ansari, Unglück auf Rezept, a. a. O.

63 Ansari, Unglück auf Rezept, a. a. O.

64 Berndt, Christina: Gefährliche Engpässe, 2. 11. 2021, https://sz.de/1.5449230; aktuelle Informationen über Lieferengpässe von Medikamenten https://anwendungen.pharmnet-bund.de/lieferengpassmeldungen/faces/public/meldungen.xhtml.

65 Aron, Elaine: Sind Sie hochsensibel? Wie Sie Ihre Empfindsamkeit erkennen, verstehen und nutzen, mvg, Heidelberg 2005 (Orig.: The Highly Sensitive Person. How to Thrive When the World Overwhelms You, Replica, Bridgewater 1996).

66 March, J., Silva, S., Petrycki, S., Curry, J., Wells, K., Fairbank, J., Burns, B., Domino, M., McNulty, S., Vitiello, B., und Severe, J.: Treatment for Adolescents With Depression Study (TADS) Team. Fluoxetine, cognitive-behavioral therapy, and their combination for adolescents with depression: Treatment for Adolescents With Depression Study (TADS) randomized controlled trial, JAMA, Aug 18, 292(7), 2004, S. 807–820, doi:10.1001/jama.292.7.807.

67 Vitiello, B., Silva, S. G., Rohde, P., et al.: Suicidal events in the Treatment for Adolescents With Depression Study (TADS), J Clin Psychiatry, 70 (5), 2009, S. 741–747; Högberg, Göran, Antonuccio, David O., und Healy, David:Suicidal risk from TADS study was higher than it first appeared,International Journal of Risk & Safety in Medicine, 27(2), 2015, S. 85–91.

68 Sharma, Tarang, Guski, Louise Schow, Freund, Nanna, und Gøtzsche, Peter C.: Suicidality and aggression during antidepressant treatment: systematic review and meta-analyses based on clinical study reports, BMJ, 352, 2016, http://www.bmj.com/content/352/bmj.i65.

69 Dolle, K., und Schulte-Körne, G.: Klinische Leitlinie: Behandlung von depressiven Störungen bei Kindern und Jugendlichen, Dtsch Arztebl Int, 110(50), 2013, S. 854–860, doi:10.3238/arztebl.2013.0854.

70 Ebenda.

71 Schelling, Philip, und Gaibler, Tonja, Aufklärungspflicht und Einwilligungsfähigkeit: Regeln für diffizile Konstellationen, Deutsches Ärzteblatt, 109(10), 2012, S. A-476, https://www.aerzteblatt.de/archiv/123624/Aufklaerungspflicht-und-Einwilligungsfaehigkeit-Regeln-fuer-diffizile-Konstellationen; Kölch, M.: Rechtliche und ethische Fragen im klinischen Alltag, in Gerlach, M., et al. (Hg.): Neuro-/Psychopharmaka im Kindes- und Jugendalter: Grundlagen und Therapie, Springer, Berlin und Heidelberg 2016.

72 WHO: International Classification of Diseases 11th Revision, World Health Organization, https://icd.who.int/en.

73 Suter, Martin: Abschalten. Die Business Class macht Ferien, Diogenes, Zürich 2021.
74 Antidepressiva-Verordnung 1991:197 Mio. DDD, Antidepressiva-Verordnung 2019:1609 Mio. DDD; Ansari, P.: Die Zunahme der Antidepressiva-Verordnungen in der BRD, 2016, https://www.depression-heute.de/die-zunahme-der-antidepressiva-verordnungen-in-der-brd/.
75 Santoro, N., Epperson, C. N., und Mathews, S. B.: Menopausal Symptoms and Their Management, Endocrinol Metab Clin North Am, Sep, 44(3), 2015, S. 497–515, doi:10.1016/j.ecl.2015.05.001.
76 Shenoy, P., und Harugeri, A.: Elderly patients‹ participation in clinical trials. Perspectives in clinical research, 6(4), 2015, S. 184–189, https://doi.org/10.4103/2229-3485.167099; Gøtzsche, Peter C.: Tödliche Psychopharmaka und organisiertes Leugnen. Wie Ärzte und Pharmaindustrie die Gesundheit der Patienten vorsätzlich aufs Spiel setzen, riva, München 2016.
77 Insel, T. R.: Disruptive insights in psychiatry: transforming a clinical discipline, The Journal of clinical investigation, 119(4), 2009, S. 700–705, https://doi.org/10.1172/JCI38832; Otto, C., Haller, A.-C., Klasen, F., Hölling, H., Bullinger, M., Ravens-Sieberer, U., et al.: Risk and protective factors of health-related quality of life in children and adolescents: Results of the longitudinal BELLA study, PLOS ONE, 12(12), 2017, e0190363, https://doi.org/10.1371/journal.pone.0190363.
78 El-Mallakh, R. S., Gao, Y., und Roberts, R. Jeannie: Tardive dysphoria: the role of long term anti-depressant use in-inducing chronic depression, Med Hypotheses, 76(6), 2011, S. 769–773; Andrews, P. W., Kornstein, S. G., Halberstadt, L. J., Gardner, C. O., Neale, M. C.: Blue again: perturbational effects of antidepressants suggest monoaminergic homeostasis in major depression, Front Psychol, Jul 7, 2, 2011, S. 159, doi:10.3389/fpsyg.2011.00159; Simon, G. E., Goldberg, D., Tiemens, B. G., und Ustun, T. B.: Outcomes of recognized and unrecognized depression in an international primary care study, Gen Hosp Psychiatry, 21(2), 1999, S. 97–105.
79 Weiden, P., und Glazer, W.: Assessment and Treatment Selection for »Revolving Door« Inpatients with Schizophrenia, Psychiatr Q 68, 1997, S. 377–392, https://doi.org/10.1023/A:1025499131905; Psychiatrische Praxis, 38(2), 2011, S. 69–76, doi:10.1055/s-0030-1248576.
80 Carson, J. E., und Gorwitz, K.: Is there a revolving door? Md State Med J, 18(3), 1969, S. 123.

81 Statistisches Bundesamt (2021), https://de.statista.com/infografik/25737/anzahl-der-todesfaelle-durch-vorsaetzliche-selbstbeschaedigung-in-deutschland/.

82 Langosch, Neele: Das Trauma, das es nie gab, Spektrum.de, 5. 11. 2020, https://www.spektrum.de/news/kann-eine-psychotherapie-falsche-erinnerungen-ausloesen/1789766 2020.

83 Stahl, S.: Das Kind in dir muss Heimat finden. Der Schlüssel zur Lösung (fast) aller Probleme, Kailash, München 2015.

84 Gøtzsche, Tödliche Psychopharmaka und organisiertes Leugnen, a. a. O.

85 Cosci, F., und Chouinard, G.: Acute and persistent withdrawal syndromes following discontinuation of psychotropic medications, Psychother Psychosom, 89, 2020, S. 283–306, doi:10.1159/000506868; Hengartner, M. P., Schulthess, L., Sorensen, A., et al.: Protracted withdrawal syndrome after stopping antidepressants: a descriptive quantitative analysis of consumer narratives from a large internet forum, Ther Adv Psychopharmacol, 2020, doi:10.1177/2045125320980573; Horowitz, M. A., und Taylor, D.: Tapering of SSRI treatment to mitigate withdrawal symptoms, Lancet Psychiatry, Jun. 6(6), 2019, S. 538–546, doi:10.1016/S2215–0366(19)30032-X; Moncrieff, J.: Persistent adverse effects of antidepressants, Epidemiol Psychiatr Sci, Sep 23, 29, 2019, S. e56, doi:10.1017/S2045796019000520.

86 Lader, M.: Benzodiazepines – the opium of the masses?, Neuroscience, 3(2), 1978, S. 159–165, doi:10.1016/0306–4522(78)90098–2.

87 Lieb, K.: Polypharmazie ist Usus – obwohl es dafür keinerlei Empfehlungen gibt, InFo Neurologie 17(11), 2015, https://doi.org/10.1007/s15005–015–1390–0.

88 Framer, A.: What I have learnt from helping thousands of people taper off antidepressants and other psychotropic medications, Ther Adv Psychopharmacol, Mar 16, 11, 2021, 2045125321991274, doi:10.1177/2045125321991274.

89 Möller, H.-J., et al.: Psychiatrie und Psychotherapie, Springer, Heidelberg ^{3}2008; Holsboer, F., Benkert, O., und Gründer, G.: Handbuch der Psychopharmakotherapie, Springer, Heidelberg 2008.

90 Ärzteblatt: Langfristige Verordnung von Antidepressiva und Schmerzmitteln gestiegen, 2021, https://www.aerzteblatt.de/nachrichten/126082/Langfristige-Verordnung-von-Antidepressiva-und-Schmerzmitteln-gestiegen.

91 Jacobi, F., Höfler, M., Siegert, J., Mack, S., Gerschler, A., Scholl, L.,

Busch, M. A., Hapke, U., Maske, U., Seiffert, I., Gaebel, W., Maier, W., Wagner, M., Zielasek, J., und Wittchen, H. U.: Twelve-month prevalence, comorbidity and correlates of mental disorders in Germany: the Mental Health Module of the German Health Interview and Examination Survey for Adults (DEGS1-MH), Int J Methods Psychiatr Res, Sep, 23(3), 2014, S. 304–319, doi:10.1002/mpr.1439; Ustün, T. B., Ayuso-Mateos, J. L., Chatterji, S., Mathers, C., Murray, C. J.: Global burden of depressive disorders in the year 2000, Br J Psychiatry, May, 184, 2004, S. 386–392, doi:10.1192/bjp.184. 5.386.

92 Holsboer-Trachsler, E., und Holsboer, F.: Antidepressiva, in Gründer, G., und Benkert, O. (Hg.): Handbuch der psychiatrischen Pharmakotherapie, Springer, Berlin und Heidelberg 2012, https://doi.org/10.1007/978-3-642-19844-1_53.

93 Anheyer, D., Haller, H., Klose, P., et al.: Phytotherapie bei psychiatrischen Erkrankungen, Nervenarzt 89, 2018, S. 1009–1013, https://doi.org/10.1007/s00115-018-0539-8.

94 Tang, Q., Huang, Z., Zhou, H., und Ye, P.: Effects of music therapy on depression: A meta-analysis of randomized controlled trials, PloS One, 15(11), 2020, e0240862, https://doi.org/10.1371/journal.pone.0240862.

95 Vgl. Ashika, Music & Singing, https://ashika.one.

96 Miller, Jill: Roll dich fit. Muskel- und Faszienmassage für Schmerzfreiheit, Leistungsfähigkeit und Wohlbefinden, riva, München 2015; Miller, Jill, und Starrett, Kelly: Selbstmassagen für Muskeln und Faszien, 2 DVDs, riva, München 2016.

97 Ogawa, S., Tsuchimine, S., und Kunugi, H.: Cerebrospinal fluid monoamine metabolite concentrations in depressive disorder: A meta-analysis of historic evidence, J Psychiatr Res, Oct, 105, 2018, S. 137–146, doi:10.1016/j.jpsychires.2018.08.028.

98 Ansari, Unglück auf Rezept, a. a. O.

99 Mehr Informationen unter https://rxisk.org/prize/.

100 Ansari, Unglück auf Rezept, a. a. O.

101 Rebscher, Herbert: DAK Gesundheitsreport 2013: Analyse der Arbeitsunfähigkeitsdaten. Update psychische Erkrankungen – Sind wir heute anders krank?, medhochzwei Verlag, 2013, https://www.dak.de/dak/download/vollstaendiger-bundesweiter-gesundheitsreport-2013-2120160.pdf; Ansari, P.: Versagen in der Behandlung depressiver Patienten, 2015, https://www.depression-heute.de/versagen-in-der-behandlung-depressiver-patienten/

102 Daten für Großbritannien: https://www.gov.uk/government/statistics/

the-employment-of-disabled-people-2021/the-employment-of-disabled-people-2021.

103 Andreasen, N.C., Liu, D., Ziebell, S., Vora, A., Ho, B.C.: Relapse duration, treatment intensity, and brain tissue loss in schizophrenia: a prospective longitudinal MRI study, Am J Psychiatry, Jun, 170(6), 2013, S. 609–615, doi:10.1176/appi.ajp.2013.12050674.

104 Rush, A.J., Trivedi, M.H., Wisniewski, S.R., Nierenberg, A.A., Stewart, J.W., Warden, D., Niederehe, G., Thase, M.E., Lavori, P.W., Lebowitz, B.D., McGrath, P.J., Rosenbaum, J. F., Sackeim, H.A., Kupfer, D.J., Luther, J., und Fava, M.: Acute and longer-term outcomes in depressed outpatients requiring one or several treatment steps: a STAR*D report, Am J Psychiatry, Nov, 163(11), 2006, S. 1905–1917, doi:10.1176/ajp.2006.163.11.1905.

105 Ansari, Unglück auf Rezept, a.a.O.

106 Ryan, Regina Sara: Die erwachte Frau. Weibliche Weisheit auf dem spirituellen Weg, Advaita Media, Saunstorf 2010.

107 Lauveng, a.a.O.

SSRI ?

94,